腸と森の「土」を育てる

微生物が健康にする人と環境

桐村里紗

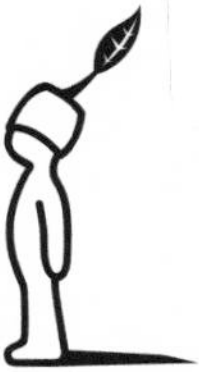

光文社新書

はじめに

「ヘルスケア」というエゴイズム

ヘルスケアのために、みなさんは普段、何をしているでしょうか？

医師としてお伝えしたいのは、「個人だけを最適化する」ヘルスケアやウェルネス（Wellness：ＷＨＯが国際的に提示した「健康」についての概念。身体の面だけでなく、より広義に定義している）は、実現不可能だという事実です。

新型ウイルスの蔓延《まんえん》によって、**自分一人では健康になれないこと**を、誰もが思い知らされたと思います。どんなに自分の心身を完璧に保とうとしても、人は、環境の変化に翻弄《ほんろう》されます。**明らかに、人は環境と一体です。**

人と人、人とコミュニティ、人と社会、人と生態系、人と地球全体が、「連続し、相互依存する一つの有機的なネットワークである」という巨視的な視点を取り戻した時、初めて、本質的なヘルスケア、ウェルネスとは何かが見えてくるでしょう。

従来のヘルスケアやウェルネスは、人という部分だけを最適化することを主目的にしてきました。革新的な「○○式ダイエット」や「○○菌を含むヨーグルトを食べましょう」的な腸活も、部分しか見ていなければ、結果は同様です（とはいえ、これらの実践も、視野を拡大することで進化可能ですので、ご安心ください）。

近代の医学は、本来、全体がネットワークとなり、相互に影響し合っている「身体」と「心」を分断し、さらに、身体を交換可能なパーツとして分断し、どんどん細分化していきました。

この分断思考が、他者や自然との連続性を失わせ、人を孤独に追いやりながらエゴを増幅させ、「自分だけで健康に、幸せになれる」という思い込みを生んだ原因です。

「プラネタリーヘルス」という概念で世界の病を解決

人があらゆる分野において、分断思考に基づいて自然を支配し、社会システムを構築した結果、人を含む地球全体の病を生んでいます。

心身の病気や飢餓、貧困などの社会問題、差し迫る環境問題など、SDGs（Sustainable Development Goals：持続可能な開発目標）に掲げられたあらゆる課題は、全て、人が自ら生み出し、全体を破壊しながら自らの首を絞めている、自己矛盾した状態です。

一人ひとりが健康な心身を保ちながら、壊れた世界を同時に治癒させていくためには、人を含む全体を最適化するヘルスケアが必要です。

「人と地球は別々な存在ではなく、相互依存関係にある」という考えを基盤に、多様な生物が生かし合う生態系を維持し、人を含めた地球全体の健康を実現することを「**プラネタリーヘルス**」といいます（＊1）。

「プラネタリー」という言葉をイメージする時、脳内で「自分」対「地球」と分断せず、「自分をも内包した地球」という統合思考にシフトすることが、顕在化した問題を解決するために不可欠です。

プラネタリーヘルスを実現するアプローチは、内包される自分というシステムも健康にすることができます。

土の回復と、生命の網への再接続

そのアプローチとして、本書でご提案したいのが、根を下ろす「土」の回復です。難しい方法ではなく、日々の「食」という最も身近な営みこそが、核心です。

食は、土を回復し、人を生命の網《あみ》（web of life）へと再接続する媒介です。

今、「人類が、地球を覆う土に、隕石《いんせき》の衝突並みのダメージを与えた時代」として、地質学的に「人新世《ひとしんせい》（アントロポセン）」という時代に入ったということがいわれています。土の破壊によって、人と地球の病が顕在化しています。

土が、人を含めた生態系を支える文字通りの土台であることを忘れてしまったために、コンクリートで塗り固め、土から離れ、健康な土作りの立役者である微生物を侵《おか》し、土を殺しているのです。

特に、増えすぎた人口をまかなうための農業や畜産、食品の工業化による影響が甚大です。後戻りできない致命的な環境変化の臨界点「プラネタリー・バウンダリー（地球の限界）」（＊2）を突破してしまったという問題もすでにありますが、食糧調達による影響が甚大です。

そのようにして調達した食は、人が根を下ろす最も身近な土がある腸内環境をも破壊しています。「腸の中の土」作りをする腸内細菌へのダメージが、心身の病気を引き起こしているのです。

私たちの日々の食の選択は、農業や畜産を通して地球の土にも甚大な影響を与えると同時に、それと連続している「腸の中の土」にも影響を与えています。

じつは、差し迫る気候変動への対策として、食こそが最大のインパクトを与えます。

環境活動家のポール・ホーケンが、190人の研究者らとまとめた解決書『ドローダウン』（山と溪谷社）によると、エネルギーやプラスチック問題などその他の分野を抜いて、食糧分野の解決策を実行した総和こそが、最大の温室効果ガス削減になるとされています。

レジでプラスチックバッグを断り、サスティナブルっぽい気分を高めても、袋入りの菓子パンや牛丼をテイクアウトしていれば、明らかに環境負荷を与え、同時に自分の腸内の土も破壊しています。

ＳＤＧｓを企業任せにしたり、企業の免罪符にせず、自ら一人ひとりが今、選択・行動する。

そのシフトが求められていますが、本書でお示しする方法は、環境のために自己犠牲を払うものではなく、自分をも豊かにしてくれる方法です。

本書では、これまで無視していた「裏」である土に光を当てます。食により人と地球の土を再接続し、人を生命の網（web of life）の一部へと回帰させます。最も身近な食の選択を通して、人と地球の土を回復し、プラネタリーヘルスを実現する方法をお伝えします。

生態系・生命のシステムへの洞察を深めることで、問題を作り出す分断思考を解き、巨視的視点へとシフトします。また、ノウハウを妄信する受動的な消費者ではなく、能動的に判断し最適な選択ができる主体へのシフトを目指します。

そうしたシフトこそが、カオス化したこの世界の問題を解決していく鍵になると確信しています。

本書の構成

第1章では、人と、森の土の相関を観察し、土と微生物へのリテラシーを高めていきます。

第2章では、食と消化管、腸内細菌による生命システムをシンプルに理解し、人と生態系を再接続します。

第3章では、人の土の腐敗・腸内環境の乱れによる心身の病気について、最新の情報をお伝えします。

第4章では、差し迫る環境問題と、食の選択の重要性と環境へのインパクトについて学びます。農業や畜産による甚大な環境負荷を知ると同時に、解決策となる革新的な方法をご紹介します。

第5章では、具体的に自分の腸内の土、地球の土を改良する食の選択と、土と生きるライフスタイルについてお伝えします。「微生物と共に生きる」を意味する「シンバイオティクス」な選択が鍵になります。

系統立てて深く理解するために、第1章から順にお読みいただくことをお勧めしたいですが、とはいえ、まず腸内細菌と心身の不調や病気の最新情報について知りたいという方は、第3章から、環境問題と食の関連について知りたい方は、第4章から、また具体的なノウハウを知り、即実践したいという方は第5章から、と、好きな順にお読みいただいてもかまいません。

今、人類は、「アンチ」（戦い－）から「シン」（共に－）の時代へシフトしようとしています。本書が、シン世界を共創するヒントになれば幸いです。

（＊1）Environ Health Perspect. 2018 Jul 12;126(7).

（＊2）Nature. 2009 Sep 24;461(7263):472-5.

腸と森の「土」を育てる

目次

はじめに　3

第1章　人は森であり、腸内に土を持つ――24

第2章　消化管で人は自然とつながっている――54

（2）未来と健康を変える「食と農業」　197

第5章　微生物で接続する、腸と土、人と自然
——食の選択・ライフスタイル編—— 232

出版プロデュース／久本勢津子（CUE'S OFFICE）
本文図版作成／浜本ひろし

第1章　人は森であり、腸内に土を持つ

人は森である——腸に土を内包している

人は森であり、腹に土を内包しています。多様な微生物が食物を発酵させて作り出した栄養豊富な土です。

腸は、その土に根を下ろし、血管という葉脈を使って栄養を運搬し、青々とした細胞という葉を茂らせます。

世界のありとあらゆるシステムは、注意深く観察すると、全く同じ構造をしています。

人にとって文字通り「土壌」となる腸内環境は、森における土中環境と完璧な相似形です。

多様な生物が織りなす森のシステムは、人と腸内細菌が作る「超生命体システム」に再現さ

れます。

『土と内臓』（築地書館）の著者で、地質学者と生物学者の夫妻であるデイビッド・モントゴメリーとアン・ビクレー夫妻は、庭で植物を育てながら土と土壌微生物を観察し、人の内なる腸内環境との相関を発見しましたが、人を診《み》る医師である私は、腸内環境を観察し、土中環境との相関に歓喜します。

腸内細菌と腸、脳、そして全身が形成する双方向のネットワークシステム。腸という根と、土壌を作る腸内細菌の絶妙な共生関係。栄養吸収や感染防御サポート体制。水（血流）と空気（呼吸）の絶え間ないフロー。

この関係性は、まさに、生きた土を持つ動的生命システムそのものであるといえます。

森を見て、土を見る――表面・部分から裏面を含む全体へ

「木を見て森を見ず」とよくいわれますが、これからは「森を見て、土を見る」という視点にシフトしていくべきだと思っています。

医学もそうですが、これまでの時代は、「部分」や「表面」だけを見て対症療法をしてき

ました。しかし、これからの時代は、無視してきた「裏側」をも見て「全体性」を観察し、根本解決する時代です。森を生かすのは、裏にある生きた土。そこには、多様な生命が息づき、呼吸し、血液のように水が循環しています。

病気の根本にある腸内環境の土壌腐敗。そして、差し迫る環境問題の原因になっている自然環境の土壌破壊。共通する土壌問題を解決することが、人の病気を含む社会的課題を解決する鍵になります。

森を観察しながら、人と微生物が共に形成する生命システムを、まずは理解しましょう。普段、私たちは眼前に広がる木々の緑に目を惹《ひ》かれがちですが、今回はミクロの探検隊になって、普段見ることがない土中の微生物世界を観察してみましょう。

生物ダイバーシティが「生きた土」を作る

森に足を踏み入れると、足元には苔《こけ》やキノコが生え、落ち葉がびっしりと敷き詰められています。小動物の糞《ふん》や死骸《しがい》も混ざっています。落ち葉を剥《は》ぐってみると、小さな土壌動物が息づいています。ミミズ、ヤスデ、ダンゴムシ。さらに小さなヒメミミズやダニ、線虫もいます。

彼らの役割は、主に落ち葉などの大きな有機物を粉々に分解することです。代表であるミミズの腸内には、落ち葉を分解して栄養に変える優秀な腸内細菌がいて、糞にして、豊かな「土の素《もと》」を作ります。

彼らの活動に美しさを見出すことができれば、本書の処方が効いている証拠です。不思議な生き物への好奇心を取り戻すことができたら、「センス・オブ・ワンダー」回復成功です。

１gに１００億〜１０００億個——微生物だらけの表土

ミミズが糞として作った「土の素」をさらに分解するのは、目には見えないもっと小さな存在。土壌に暮らす微生物です。微生物には、細菌、放線菌、菌類、ウイルス、土壌藻類《そうるい》、原生動物類（アメーバや鞭毛虫《べんもうちゅう》など）などがいます。

微生物は、粉々になった土の素を分解・発酵させることで、植物に吸収可能な栄養とします。**微生物がいなければ、土は作られず、植物は生きられません。**

最終的にできた栄養豊富な生成物を、腐植《ふしょく》といいます。森で落ち葉をめくると出てくる黒褐色の部分です。「腐った植物」というのは汚名で、むしろ、発酵による美しい錬金術の産物です。

微生物は、フルボ酸などの有機酸を産生します。この酸はとても重要で、土壌のpHを最適化し、土壌微生物の活性から植物を元気にします。

この腐植と、ミネラルなどの無機鉱物が混ざり合ってできるのが、土です。腐植を豊富に含む土を腐植土《ふしょくど》といいますが、**たった1ミリの腐植土ができるまでにおよそ10年もの歳月がかかります。**

黒褐色の土は、森が誕生して以来、多様な生命が生きては死に、微生物が発酵を繰り返して積み重ねた生命現象のたまものなのです。

地球上で最も微生物が活発なのは、こうした代謝が起きる土の表面（表土）です。

驚くことに、**たった1gの土には、100億～1000億個、6000～5万種ほどの細菌が暮らしているとされています**（＊1）。彼らによって、美しき生命の網が紡《つむ》がれるのです。

こうして維持された陸地の生態系は、水を通じて、河川や海の生態系にも影響を与えます。

全ての生態系は、ネットワークを形成し、相互依存関係にあるのです。人も、その一部です。

相関する人と森のシステム

ここから、森と人を比較していきましょう。

ここまでにも書いていますが、森と全く同じことが人の消化管でも行われています。口から腸までの消化管と常在細菌は、共同作業によって食物を分解・発酵し、腸内に栄養豊富な土を作ります。腸は、その土に根を下ろし、栄養を吸収し、血管を通じて細胞を養います。つまり血管が、植物でいうところの葉脈。人体の細胞が、葉に当たります。細胞を健康にしようと思うならば、腸の土壌改良が不可欠です。

植物を育てておられる方ならよくお分かりかと思いますが、植物が元気にすくすく育つには、「土と根」が何よりも大切です。

土の状態が悪化して腐敗菌が増えると、根腐《ねぐさ》れが起きて、その植物は枯れてしまいます。農業においても「土が命」とされ、土の状態によって農作物の良し悪しが変わります。

同様に、人にとっても、細胞を元気にしたいと思うならば、土が命です。

腸内環境が悪化することは、つまり、土の中で腐敗菌が増えることを意味します。それによって、根腐れ状態になると、血液環境も悪化し、細胞が劣化し、身体は枯れてしまいます。

資料1　森と人の相関

人という木の根っこは腸に生えている

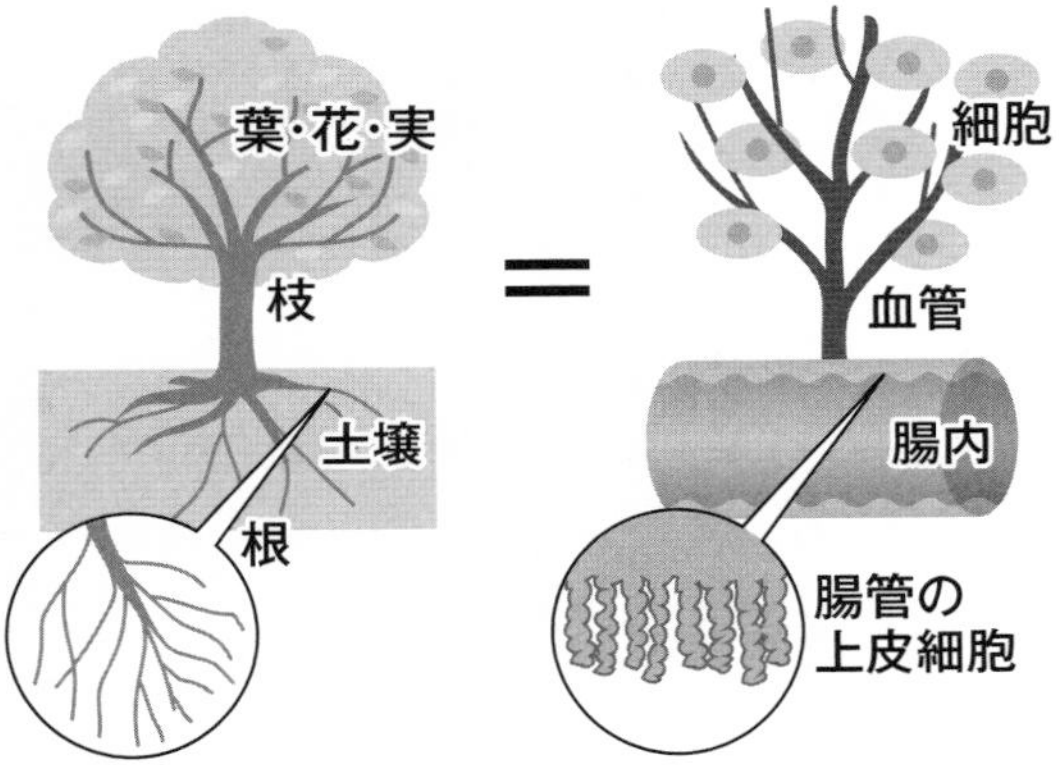

腸内細菌のバランスを改良し、フカフカに発酵した腐植土を作ることが、ヘルスケアにおいて根源的に大切なこと。だからこそ、腸内環境が大切なのです。

うんちは尊い——腸内細菌の祖先は土壌細菌

消化管と腸内細菌の連携を見てみましょう。口から放り込まれた食べ物は、言うなれば、動植物の死骸です。しかし、そのままでは人間に吸収できる栄養になりません。これを分解し、発酵させ、吸収しやすい栄養を取り出さなければならないわけです。

まず、食べ物は、歯の咀嚼《そしゃく》によって粉々

になり、唾液や胃液、膵液《すいえき》、腸液などの消化液に含まれる消化酵素で分解されますが、**この働きは、大きな有機物である落ち葉や動物の糞や死骸を分解するミミズなど土壌動物のような役割です。**咀嚼と消化は、栄養を取り出すための重要な第一プロセスです。

咀嚼が十分にできなくなったり、胃腸機能が弱ってしまうことは、「万病の元」といわれますね。これは、健康な腸内の土が作れなくなるためです。

人の栄養吸収は、主に小腸までに行われ、消化・吸収されなかった分を大腸の腸内細菌に回します。腸内細菌の主な生息場所は、小腸を通り越した大腸で、小腸の1万倍ほどの高密度で生息しています。

そうして分解されたものが腸内に運ばれると、今度は腸内細菌が発酵させ、その結果としてビタミンやミネラル、アミノ酸、有機酸などの栄養が豊富な、腐植土ができあがります。

そのままでは吸収しづらい栄養素も、腸内細菌による発酵やサポートを経て、人に吸収しやすい形になります。もともと吸収しづらいミネラルはその典型で、腸内環境が悪い人は、吸収不良によってミネラル不足になってしまいます。

ですから、土壌改良を怠《おこた》っているなら、サプリメントもお金の無駄となります。**ヘルスケアにおいては、まず土壌改良が先！**　なのです。

そもそも、**腸内に暮らす共生菌の由来は、私たちの祖先が土壌から取り込んだ細菌なので、土作りが得意なのです。**そして要するに、こうして作られるのが、便です。でも、生きた土と考えると、便も尊いと感じますね。

全生物の中で「うんちは汚い！」と考えているのは、人だけです。動物の糞《ふん》、昆虫の糞、微生物の糞が回り回って土を豊かにし、生態系を回しているのですから、何ともありがたい話です。

私は子どもの頃、漫画『Dr.スランプ』（鳥山明著）を読みながら育ったので、「うんちくん」が大好きでした。大人もうんち好きなままで良いのではないでしょうか？

「善悪」二元論ではない——分解職人・腸内細菌の仕事

しかし、「腸内細菌にも悪玉がいるではないか？」と思われた方もいるでしょう。ここで腸内細菌を二元論で考えるのではなく、もっとニュートラルに捉《とら》え直してみたいと思います。

微生物を「善玉菌」対「悪玉菌」という人間目線で分類するのは、ナンセンスです。

微生物の役割は、動植物の死骸を分解して土に返すことですね。デンプン、タンパク質、脂質、セルロースなどを黙々と分解して、アミノ酸や有機酸、ビタミン、ミネラルなどを作ります。彼らは、分解職人です。

腸内細菌叢《そう》も、同じ仕事をしている職人なのです（ちなみに、細菌叢のことを、「フローラ」ともいいます〔66頁で後述〕。腸内細菌叢のことを指す「腸内フローラ」についてお聞きになったことのある方も多いでしょう）。

人は腸内細菌と共生することで、機能的に補完関係を築いています。つまり、人に不得意なことを彼らに任せています。

人の消化管には、デンプン・タンパク質・脂質を分解する酵素が搭載されているため、腸内細菌に主に任せたいのは、**人に分解できない植物の中の多糖類（食物繊維などのこと）の分解**です。そのため、大腸内の腸内細菌叢の遺伝子を調べると、人が代謝できない多糖類をエサとして分解するものが多くなっています。

ですから、食物繊維を含む食品をせっせと食べることが土壌改良の基本になります。

ただし、タンパク質や脂質を分解する菌種もいますから、口から何を放り込むかによって、菌の組成が全く変わります。

ちなみに、多糖類をエサにする腸内細菌は、ビフィドバクテリウムや酪酸菌《らくさんきん》など、人に有用な短鎖脂肪酸などの有機酸を分泌する発酵菌です。これらの有機酸が、成熟した土と同じように、腸を弱酸性に保ち、有用菌が暮らしやすく、腐敗菌が暮らしにくい環境を作ります。

一方で、多糖類を分解する酵素が少ない細菌は、単糖類（ブドウ糖や果糖）、砂糖などの二糖類、タンパク質、脂質、アルコールなど、現代的な加工食品や欧米化した食生活に多く含まれる栄養素を分解し、活性酸素をも利用して呼吸したりします。

その結果、炎症や発がんの原因になる、悪臭の毒ガス・硫化水素や二次胆汁酸、動脈硬化を引き起こすＴＭＡＯ、アセトアルデヒドなどの毒を産生します（＊2）。

基本的に腐敗が起こると毒ガスが出るので、おならが臭くなります。これが、簡単に土壌の良し悪しを知る方法です。

健康な人の腸内にも彼らは生息しています。しかし、前者の、発酵を起こす菌種の割合が多ければ、腸内は分泌される有機酸によって腸内の最適なpH弱酸性に傾き、アルカリ性環境が好きな腐敗菌が増えづらい環境になります。彼らは、少数派になると勢いを失って大人しくしていますし、多様性の一部を担うという捉え方もできます。まだはっきりとは分かっていませんが、全体の環境にとって、何かしらの役割をしているのだろうと考えられています。

腸内細菌が生み出す有機酸の働きを整理してみましょう。

1．腸内環境を整える

有用菌が乳酸や短鎖脂肪酸などの有機酸をしっかり分泌して、腸内を弱酸性に維持できれば、有用菌が暮らしやすく、病原菌・腐敗菌が増えにくい腸内環境に整えることができます。日和見菌《ひよりみきん》が優勢な方の味方につくため、全体が良い環境になります。

2．便秘の改善

ビフィズス菌や酪酸菌が短鎖脂肪酸を作ると、大腸の粘膜が刺激されて蠕動《ぜんどう》運動が活発になり、スムーズな排便が可能になります。また、短鎖脂肪酸によって、腸管の中に水分が放出され、便の水分量がアップします。便の水分量が増えると、腸の中を移動しやすくなるので便通の改善につながります。

3．腸のバリア機能を改善する

短鎖脂肪酸は、腸の上皮細胞のエネルギー源となり成長を促します。腸の上皮細胞は身体を外敵やアレルゲンから守るために重要なバリアの役割を果たします。

4. 免疫機能のバランスを整える

免疫細胞の約7割は、腸管の周りに集まっています。酪酸菌が分泌する酪酸には、免疫細胞の一種である制御性T細胞（Tレグ）の成長を促す働きがあります。

免疫にとって、ウイルスなどの外敵の攻撃だけが重要なのではありません。免疫反応とは、体内の戦争状態ですから、攻撃も過ぎれば、体内まで破壊されてしまいます。攻撃部隊の暴走をなだめるのが、Tレグの役割。アレルギーや自己免疫疾患、また新型コロナウイルス感染症の重症化の抑制に、Tレグは不可欠です。腸内細菌によって酪酸が分泌されることで、正常な免疫機能を保つことができるのです。

5. 肥満や糖代謝の改善

短鎖脂肪酸は、腸管で吸収された後に全身で利用されます。エネルギー代謝を高めるだけではなく、脂肪細胞の肥大化を防いで脂肪の蓄積を抑えて、瘦《や》せやすい体質に近づけてくれます。短鎖脂肪酸は、脳にも作用して満腹感をもたらし、食べすぎを抑えるのでダイエットにも役立ちます。

他にも、糖の代謝に関わるインスリンと消化管ホルモンに関与することで、糖尿病の予防をサポートします。

6．脳機能の維持

短鎖脂肪酸のうち、酪酸には、脳の炎症を抑えたり、脳の成長や機能の維持に不可欠な脳由来神経栄養因子（ＢＤＮＦ）を増やす働きがあります。これにより、抗うつ効果や脳機能の改善につながっていると考えられています。

7．発がん物質の抑制

短鎖脂肪酸には、発がんの原因物質といわれる二次胆汁酸の産生を抑制する働きもあります。

このように、生きた土が植物の健康な成長をサポートするのと同様に、腸内に健康な土があれば、健康を様々な形でサポートしてくれます。

根と根圏微生物、腸と腸内細菌の共生関係

さらに、顕微鏡で拡大して、植物の根と共生する根圏《こんけん》微生物、そして腸の根と共生する腸内細菌の相関を見てみましょう。

特に、植物の根を取り巻く微生物活性が高いエリアを根圏といいます。ここには、根圏微生物が密集しており、植物と微生物の絶妙な共生関係が築かれています。

根は、糖やアミノ酸などの栄養を含む粘液を出して、微生物を養います。同時に、その分泌物には病原性微生物に対する抗菌活性もあり、共生的な微生物が暮らしやすい環境を提供します。

微生物にびっしり覆われた根圏によって、病原菌からガードしてもらったり、病原菌と戦う免疫力を高めてもらったり、栄養の吸収をサポートしてもらったりして、互いにメリットを得ながら生息しています。

さて、**腸の中で、「腸内の土」から栄養分を吸収する人の根っこ**とは何でしょう?

それが、**腸壁を作る上皮《じょうひ》細胞**です。主に栄養素を吸収する小腸の壁を顕微鏡で拡大すると、絨毯《じゅうたん》のような細かい根にびっしり覆われています。大腸の根っこでは、水やミネラルなどを吸収します。

ここでは、植物の根圏と同じように、腸内細菌との共生関係が成り立っています。腸の細胞からは、糖タンパク質を含むヌルヌルの粘液が分泌されます。それは、腸内細菌の寝床となり、栄養となり、腸内細菌を養います。

腸内細菌の方は、養ってもらう代わりに、腸壁を越えて病原菌が入り込まないように守り、体内の免疫細胞と協力して防御を強化します。同時に、腸からの栄養吸収をサポートします。

腸壁は、体内に入れてはならない外敵や異物は通さず、必要な栄養素だけを通す能力があります。**腸は、取捨選択能力の高い、賢い臓器**なのです。

温室効果ガスを土に保存する土壌微生物

成熟した土には、二酸化炭素や一酸化二窒素などの、温室効果ガスになる炭素や窒素を保持する力があります。逆に、土が破壊されている現代は、土から温室効果ガスがどんどん排出されています。

空気中の窒素や二酸化炭素などを、窒素化合物や炭素化合物に変え、土中に保持することを「**窒素固定**」や「**炭素固定**」といいます。

窒素は、特に植物の成長にとって欠かせないため、窒素を土に保持するのはとても重要な役割になります。たとえば、マメ科の植物の根に共生する根粒菌《こんりゅうきん》は、空気中の窒素をアンモニアに変えて植物に供給しています。

田舎に行くと、田んぼをレンゲが覆っている風景を見たことがあるでしょう。レンゲはマメ科で、窒素固定をします。

明治から昭和にかけて、水田の地力を回復させるための重要な裏作として、レンゲは意図的に蒔《ま》かれてきました。今は、窒素を含む化学肥料に置き換わってしまったのですが、この化学肥料が土壌微生物の働きを乱し、地力低下の大きな原因になると同時に、過剰な窒素による温室効果ガス排出や水の生態系破壊を引き起こしています。

土を耕すことで発生してしまう農業由来の温室効果ガスの削減は急務ですが、窒素や炭素を土に固定できる植物の根と微生物の共生は、大気中の温室効果ガス削減のためにも注目されています。

英国の科学雑誌『ネイチャー』にリリースされたアメリカ国立科学財団の研究があります。それによると、巨大な二酸化炭素の吸収源である熱帯雨林の維持にとっても、マメ科の樹木と根粒菌の共生関係による窒素固定作用が重要であるとされています。

研究者は、十分な窒素がなければ、熱帯雨林の樹木の生物多様性が維持できず、樹木が十分に炭素を吸収することができないと話します。土壌微生物は、温暖化問題解決の鍵にもなっているのです(*3)。

ちなみに、人間も空気を栄養にできれば、「霞《かすみ》を食って生きる」仙人のような生き方も可能になるかもしれません。

実際に、イモ類ばかり食べても筋肉が隆々なパプアニューギニア人の腸内には、空気から窒素化合物を生み出し、筋肉の原料にする窒素固定菌がいることも研究されています。驚きますね。生命の神秘です。

土の血流と呼吸を維持する——菌類の活躍

根圏微生物において、キノコの仲間・菌類も、とても重要な役割を担っています。**植物と土を生かすために、必須です。**

根圏細菌は、根の周りから離れることができません。ところが、植物の成長に必要な水やミネラル分は、土中深く、また、太い根が入り込めないすき間にあるので、根の周りだけでは栄養が足りません。

そこで、**菌類である菌根菌《きんこんきん》が活躍します**。菌根菌の菌糸《きんし》は、植物の根に菌糸を刺し、もう一方をぐんぐんと土中深くに伸ばして、栄養と水を吸収します。菌糸を輸送パイプにして、

資料2　団粒構造と菌糸ネットワーク

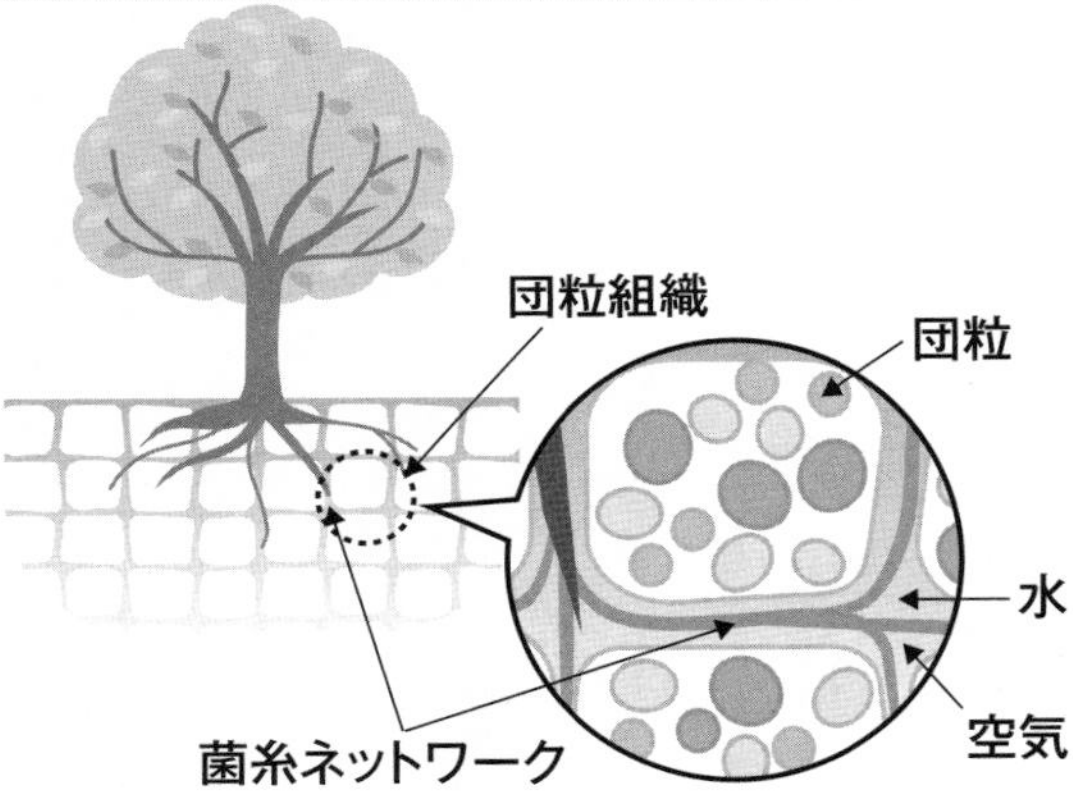

土中の栄養と水を植物に運搬するのです。

菌根菌が活躍する生きた土を顕微鏡で観察すると、まるで人の組織断片を顕微鏡で覗《のぞ》いたかのようです。組織と組織のすき間を毛細血管のように水脈が通り、ここに菌糸が伸びています。この構造を持った土は、水と空気が流れ、生きています。

この細胞組織的構造は、「**団粒構造**《だんりゅう》」と呼ばれます。土に含まれる鉱物や有機物を、微生物がこねて粘液で団子状にします。穴がたくさん空いており、そこに多様な微生物が棲《す》み着きます。この団子内でも、微生物の働きで栄養が製造され、それを菌糸を通して植物に運搬してもらいます。

豊かな土はフカフカしており、健康なうんちもフカフカしている

団粒構造を持つ生きた土の特徴は、フカフカで、保水性と水はけ、そして通気性が良いこと。普段からしっとりしていますが、雨が降っても、土の奥深くまで水が浸透するのでぬかるみません。植物は柔らかい土に奥深く根を伸ばすことができます。これが、健全な山の保水力につながり、人が暮らす里を水害から守っていたのです。

これはまさに、健康な人の便と同様です。

腸内細菌が活躍して作られるうんちは、適度な水分と適度な空気を含み、適度な形を保ち、プカプカと水に浮きます。

一方で、多様な微生物が活躍できず、団粒構造が作られない「死んだ土」は、水が流れる毛細血管も潰《つぶ》れています。通気性が悪いので呼吸ができず、保水性も水はけも悪いので、雨が降ると、ヌルヌルに。でも、すぐに乾いてしまい、カチカチ、カピカピになります。

水が澱《よど》むと、微生物は腐敗に傾き、バランスが崩れます。硬い土には植物が十分に根を伸ばすことができない上に、少ない水と栄養を植物同士が奪い合うことになるために、共生関係も崩れます。本来であればその土地に生えるはずの木々が、育たなくなります。保水力が

なく、簡単に土砂崩れが起きるような山でよく見られる森の荒廃です。

腸内細菌のバランスが崩れた人の便も、保水性がなく便秘でカチカチになるか、もしくは水はけが悪く下痢となりベチャベチャとなるかのどちらかです。土が腐敗してしまうと、森でも腸でも同じように、健康な構造を保つことができなくなるのです。

便がカチカチやベチャベチャで、おならが臭いなら、土が腐っている一大事と捉えて、すぐに土壌改良をすることをお勧めします。


土がフカフカか、カチカチかの違いで、農地の土の微生物が豊かかどうかも分かります。

化学肥料と農薬を多用する農法では、残念ながら微生物が本来の活躍ができず、団粒構造ができません。さらに、トラクターなどの重機で土の団粒構造がギュッと圧縮されてしまうと、土が窒息し、血流不全となってしまうので、カチカチになります。雨が降ると水がはけないので、ぬかるんでしまいます。

一方、微生物を生かした農法の土では、団粒構造が保たれ、呼吸や水の循環が保たれているので、フカフカになります。雨が降っても土全体が十分に保水し、すぐに水がはけます。

土マニアは、土を味見して、微生物の活性を酸性度やミネラル分で判断し、「う〜ん、良い土だ」などと唸《うな》りますが、私はまだその域には達していません。でも、農地をこの視点で観察するだけでも、良い土、悪い土の見分けがつくようになります。

微生物と根が作る神経ネットワーク

さらに、土の中で菌根菌の菌糸と植物の根が作るネットワークは、**森全体を知的生命体として生かします。**

森林生態学者のスザンヌ・シマード博士によると、森の土中は、インターネットや神経ネットワークのように接続した菌根ネットワークが形成され、木々同士がインタラクティブ（双方向的）に情報交換や栄養の受け渡しをしています。森には、マザーツリーといわれる母なる大樹がありますが、マザーツリーは、菌根ネットワークを通じて、日陰にあって日光や栄養が十分に行き届かない幼樹《ようじゅ》や稚樹《ちじゅ》に栄養を与えて育んでいるというのです。

さらに、マザーツリーが何らかのストレスを受けると、その情報をネットワークを通じて森中の木々に伝え、木々のレジリエンスを高めることも分かっています。

同様に、腸も、「第二の脳」とも呼ばれる独自のニューラルネットワークを持っています。

脳よりも発生が早い原始の神経ネットワークで、脳とは独立して動くこともできます。ミミズのような動物は、脳を持ちませんが、腸に集中した神経によって感じ、考え、行動しています。人間にとっても、発生学的にいえば、受精卵から最初に発生する臓器は、脳でも心臓でもなく、腸です。**むしろ「第一の脳」は、腸ではないか**という声に、私も賛成です。

腸と脳のインタラクティブな情報交換を、**腸脳相関**《ちょうのう》（gut-brain interaction）といい、脳と腸は自律神経系、ホルモン、サイトカインなどの情報伝達物質を介して密に連絡し合っていることが知られています。

しかし、実際には、腸と脳だけのネットワークではありません。特に、腸内細菌の役割も不可欠であることから、腸内細菌と脳、腸との相互作用を踏まえて、**腸内細菌叢―腸―脳軸**（ＭＧＢ軸：microbiota-gut-brain axis）と呼ばれています。

さらに言えば、**肝臓、腎臓、副腎、心臓、免疫系などの全身の臓器の細胞も含めて、巨大なネットワークを形成しているのが人体です。**

このネットワークは腸内細菌がいなければ十分に機能しないといえるほどに、腸内細菌と人体は密接に関係しています。人体の情報により腸内細菌は変化し、腸内細菌からの情報により、人間の免疫システム、ホルモン分泌、精神の働き、脳機能、代謝など、あらゆるシステムが支えられています。

ここまで見てきてお分かりのように、森は、太古から多様な動植物が相互に関係し合う一つの知的生命体です。しかし、もし土が破壊され、土壌微生物がいなくなれば、木々は栄養を得ることができず、たちまち枯れてしまい、大型動物もいなくなってしまいます。

人のシステムも同様ですから、**土を作る微生物との共生が必須**なのです。

世界は微生物の楽園である

土や腸内だけではありません。私たちの身体やあらゆる環境全体には、天文学的な数の、人と共生可能な細菌やウイルスなどの微生物が暮らしています。

たとえば、ブリティッシュ・コロンビア大学の海洋ウイルス学者カーティス・サトル博士によると、地球上の海水1リットル中には、平均30億個のウイルスが存在し、地球上の海水全体には、４×10の30乗ものウイルスがいると試算されています。

私は6年ほど前にサーフィンを始めたのですが、まだまだ初心者なので、よく波に飲まれて水中洗濯機状態になります。海水をがぶ飲みしたり、副鼻腔《ふくびくう》に海水を溜《た》めたり、しょっちゅうしていますが、それでも海水のウイルスで病気になることはありません。

それは、それらのウイルスが共生可能な種だからです。また、仮に少々の病原性を発揮する種であっても、多様な種が共存する生物のダイバーシティ（多様性）が保たれた環境では、単独行動をして病原性を発揮することは難しいからです。

海洋の生態系は、微生物、微細藻類、動物性プランクトン、魚類、哺乳類によって、直線的な食物連鎖が成り立っていると考えられています。しかし実際は、ウイルスや細菌などの微生物が関与し、より大型の生物を分解するなど、複雑なネットワークを形成しています。

海はいわば、生命を育む「栄養豊富なスープ」です。

微生物は、温暖化問題にも関与します。海の中の微細藻類は、光合成を行い、二酸化炭素を取り込み、地球上の酸素の約3分の2を生み出しています。微細藻類の栄養は、微生物によって生み出されていますから、微生物の働きがなければ、微細藻類の生態系は変化します。

つまり、微生物は、地球環境の微妙な均衡にも関与していることが分かります。

生命の網――人はピラミッドの頂点ではない

大人になって、すっかり忘れてしまっているかもしれませんが、記憶を掘り起こすと、中学校の理科の授業で、「食物連鎖」や「生態系ピラミッド」について習ったことと思います。

このピラミッドの頂点に人を位置付けると、人が偉いかのように勘違いしてしまいますが、上のものは、下に依存しています。このピラミッド構造は、数が多いものがピラミッドの下にあるというだけであって、上にいる人間が偉いわけでは全くありません。

人が自分の生命を維持できるのも、それを支える動物や植物の生命を得られるからですが、動物や植物が生命を維持できるのも、その下に、分解者である昆虫や、土壌を形成する微生物がいるからです。

実際には、下の階層にいるものも、上の階層の生命の排泄物《はいせつぶつ》や死骸を食べて、生命を維持しています。ですから、生態系とは、ピラミッド構造というよりも、「ネットワーク（網）」構造となっていて、**生命の網（web of life）**と考えられています。

インターネットのアドレスは、ワールド・ワイド・ウェブ（www）と表記しますが、そもそも、生態系こそが、太古から脈々と続くアナログのwwwなのです。

前述したように、人体も、腸内細菌を含めて、腸と脳、あらゆる細胞同士がコミュニケーションしながらバランスをとるネットワークとされていますから、まさに、生命の網です。

資料3　食による生命の網

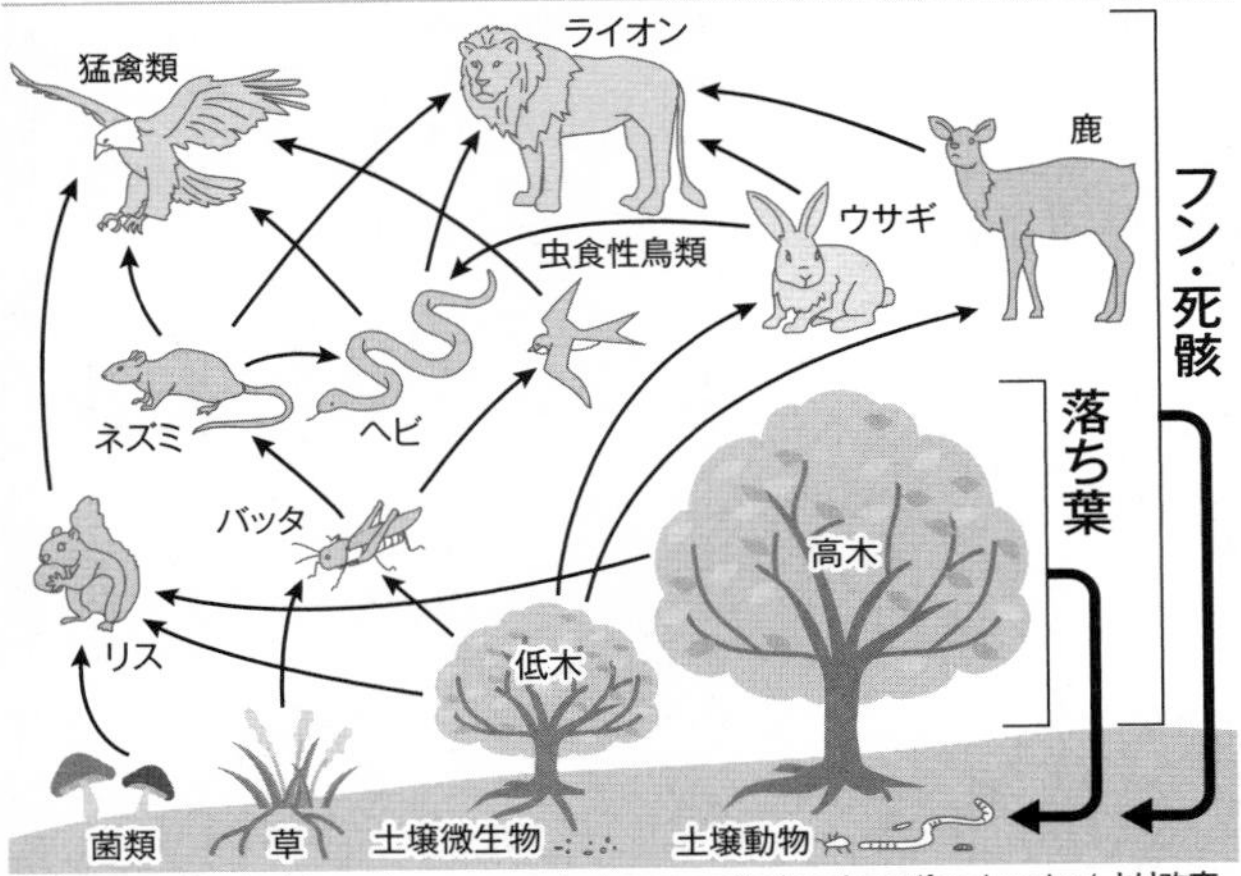

出典：https://calaski.wordpress.com/science-units/ecology/food-webs/ より改変

そして、人体と腸内細菌が織りなす生命の網は、食と微生物を通して、地球全体の生態系が織りなす、より巨大な生命の網と接続しています。

生命の網は、全体として一つの巨大な生命体といえますが、その中では絶えず、ある生物の死が他の生物の生命を維持する「**生と死の循環**」が起きています。

人も同様で、食によって、他の動植物の死をもって自分の命を養っています。

土は生命の「土台」――土を遠ざけた人間

この生態系の土台を支えるのが、文字通り、土です。人間の健康も、地球全体の健康も、解決策が「土壌改良」にあるというのは、土こそが全ての生命の土台だからです。

地上に暮らす動物と土壌に暮らす動物を同じ面積当たりで比べると、数倍から10倍、土壌生物の方が多く、さらに微生物は、土壌動物の10倍以上いるとされています。

つまり、**陸地で暮らすほとんどの生命は、数でいえば土中微生物が圧倒的に多いのです。**

この働きがなくなると、森の生態系は維持できません。森が維持できないと、里山の生態系、河川の生態系も乱れ、結果として海の生態系も乱れてしまいます。

都市生活をする人間は、土をコンクリートで固めてしまい、ほとんど土に触れる機会はありません。

さらに、殺菌消毒によって、環境に共生する多様な微生物と、人と共生する常在細菌にもダメージを与えています。

土を失うことは、都市部での新興感染症の流行にも関連することが指摘されています。これも、生態系の乱れの一部の表現形といえます。

野生動物であれば、植物や動物を食べる際に土壌微生物も一緒に取り込みます。農作物にも多様な土壌微生物が付着していますので、日々の食事から土の恩恵を受けているはずですが、化学肥料や農薬を使って単一作物を育てる慣行農法を続けると、農地や作物に含まれる

資料4
食物と一緒に土壌微生物を取り込んでいる

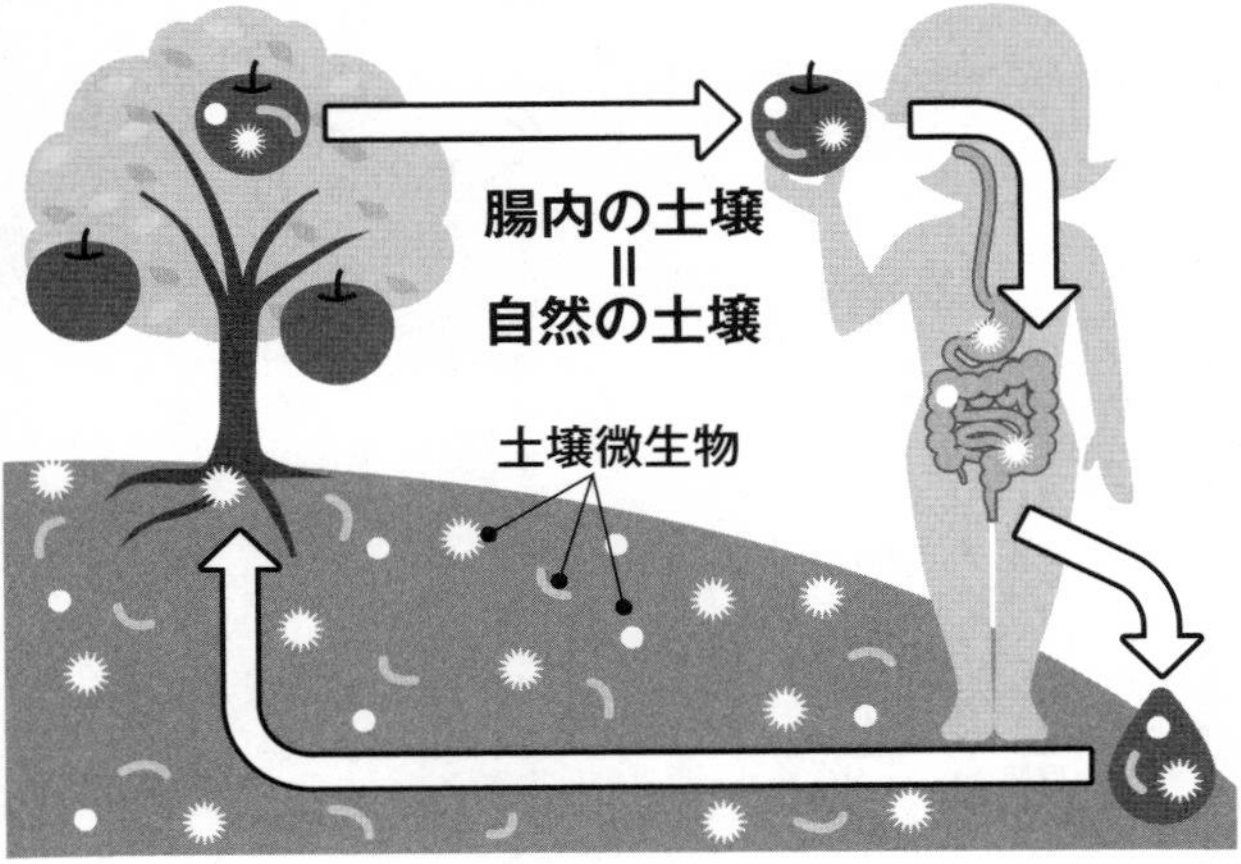

微生物の多様性や活性が失われて、土は痩せ、農作物も栄養価を失っていきます。

さらに、先進国の多くは、自分の暮らす環境とは無関係の土地や大陸から農作物を輸入しています。自分の暮らす土地の土と、食べ物が育った土地の土の連続性は失われます。農作物が育った土地から奪った栄養と水は、その土地に還元されることはなく、土はさらに痩せていきます。

化学肥料と農薬を大量に使う農業は、生物多様性の減少、河川から海の汚染と生態系の変化、砂漠化、そして気候変動の主要な原因となってしまいます。

さらに、現代の加工食品はもはや工業

製品化しており、自然の供物《くもつ》とはかけ離れています。滅菌・消毒され、土壌微生物と栄養価の多様性を失った加工食品は、腸の土を養う力を失い、人と環境との連続性を途絶えさせてしまいます。

それらを一気《いっき》通貫《つうかん》で解決していくために、微生物に注目し、土を回復していくことが必要なのです。

（＊１）『農薬時代』２０１７年、第１９８号、36〜40頁。
（＊２）Annu Rev Med. 2015;66:343-59.
（＊３）Nature. 2013 Oct 10;502(7470):224-7.

第2章　消化管で人は自然とつながっている

複雑な生命現象のシンプルな法則性

人は、世界を複雑に解析することが得意です。○○学、△△学……この世界を解き明かすために生まれたあらゆる学問は、どんどんと細分化され、緻密《ちみつ》になっていきました。

医学の世界でも、近代から現代にかけて、あらゆる臓器を細分化し、臓器ごとにさらに細かく細分化してきました。これが極まると、「1枚の葉が枯れた時には、その葉を落とせば良い」そんな局所論に陥《おちい》りがちになります。なぜ葉が落ちるのかを考えなくなってしまうのです。

そしてじつはこれこそが、「人だけで健康になれる」という勘違いを生む原因です。つまり、緻密な作業のしすぎで「ド近眼」になったような状態なのです。ですから、俯瞰的《ふかんてき》な視野ではっきりと世界が見えるように、視力調整が必要なのです。

第1章でお話ししてきたように、人の腸内環境は、自然環境のシステムの延長線上にあるといえます。土と森の関係性を理解すると、人にとっても土や微生物が大事だと分かります。そして、人の健康問題を解決するだけでなく、地球全体の健康問題を解決するための鍵は、表の現象を生む裏側である土にあります。さらに、人と地球の環境を接続する媒介である「食の選択」は極めて重要です。

そこで、この章では、**食を媒介にして人と巨大な生命の網を接続する臓器＝「消化管」**について理解したいと思います。

食、消化管、腸内細菌を含む常在細菌、そして、免疫。これらを改めて捉え直します。すると、「私とは何か?」という自己のアイデンティティは溶け、他者との境界線は曖昧《あいまい》になり、人の意識と身体は拡張し、より大きな生命の網と再接続するのを感じるでしょう。

人は腹に外界を内包した

よくいわれることですが、口から肛門までの消化管は、一見、「体内」のように感じられますが、じつは、常に外の世界と交通しており、**消化管の内腔は、「体外」とみなされます。**

これを具体的に理解するために、消化管の構造をシンプルに解説しましょう。

人の構造を超シンプルにしてみると、なまこやミミズと一緒です。つまり、ちくわ状。彼らには、いわゆる人のような脳はありません。原始的な生物は、腸を含む消化管を中心としたこの土管《どかん》状の構造だけで生命維持できるのです。

この構造は、生命のシステムの基本構造で、複雑に見える人の構造も、究極にシンプル化すると、土管状です（**資料5**）。中心の管の入り口は、口です。出口は、肛門。消化管とは、「口→食道→胃→十二指腸→小腸→大腸→肛門」まで、1本の通り道です。

この通り道は、外的な環境と常にオープンに交通しています。これゆえに、人にとっては、消化管の内腔は、体内ではなく「体外」なのです。

一方の「体内」とは、外界とは交通せず、人の細胞の壁に守られた内側のことです。

消化管において、体外と体内を分ける境界線が、消化管の上皮細胞で、その内側が体内です。

資料5　人の構造は土管状である

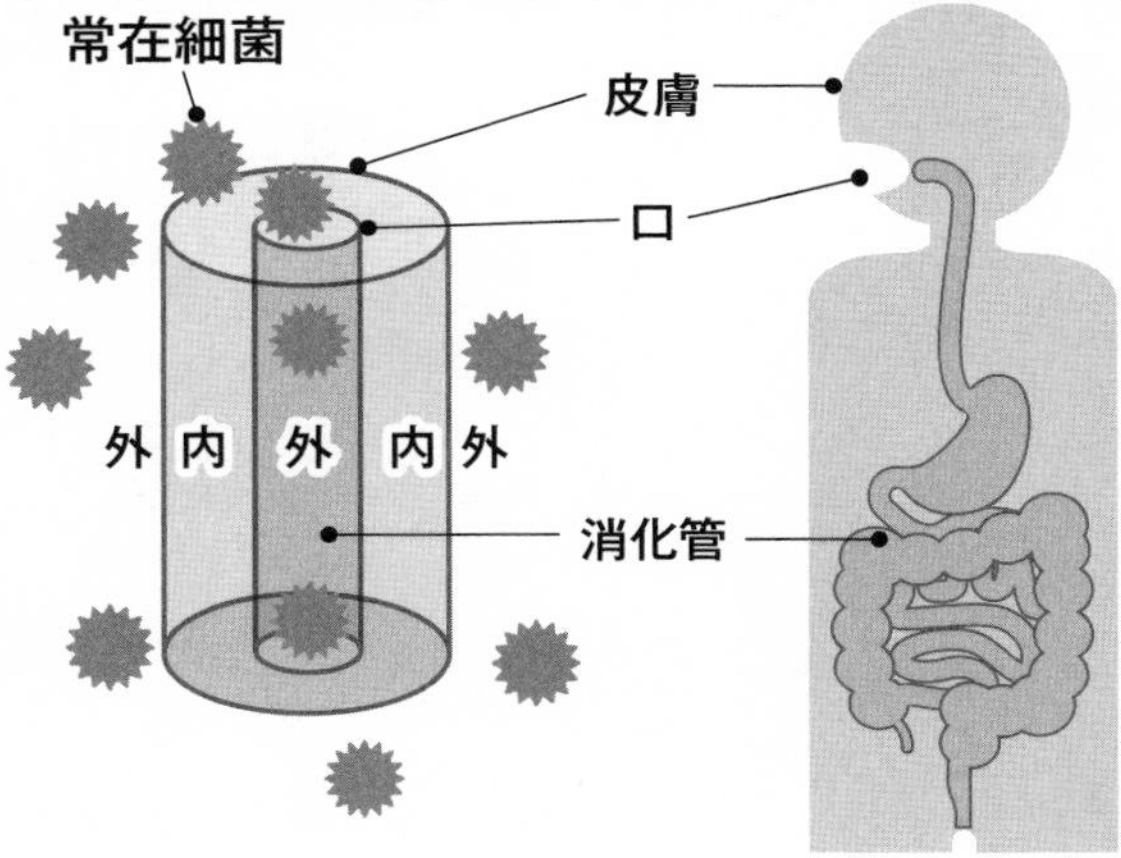

第1章でお話ししたように、発生学的にも人は、受精卵から、まずは口から肛門までの消化管が発生し、その次に脳、皮膚、心臓の順にできていきます。

あらゆる生物（ウイルス以外）は、生命を維持するために、外的環境にいる「他者（非自己）」をエサとして取り込み、消化・分解して、「自己」のエネルギーや構造の原料に利用して生命を維持します。そして、古くなった自己の構造を壊して、外に排泄し、それがまた他の生命を養うエネルギーになります。

資料6を見てください。この場合の**インプット**とは「摂食」のことで、外から他者を取り込みます。**プロセス**とは「消化・代謝」で、他者を無個性な素材にして自己のエネルギー

資料6
生命とはインプットとアウトプットの絶え間ない循環である

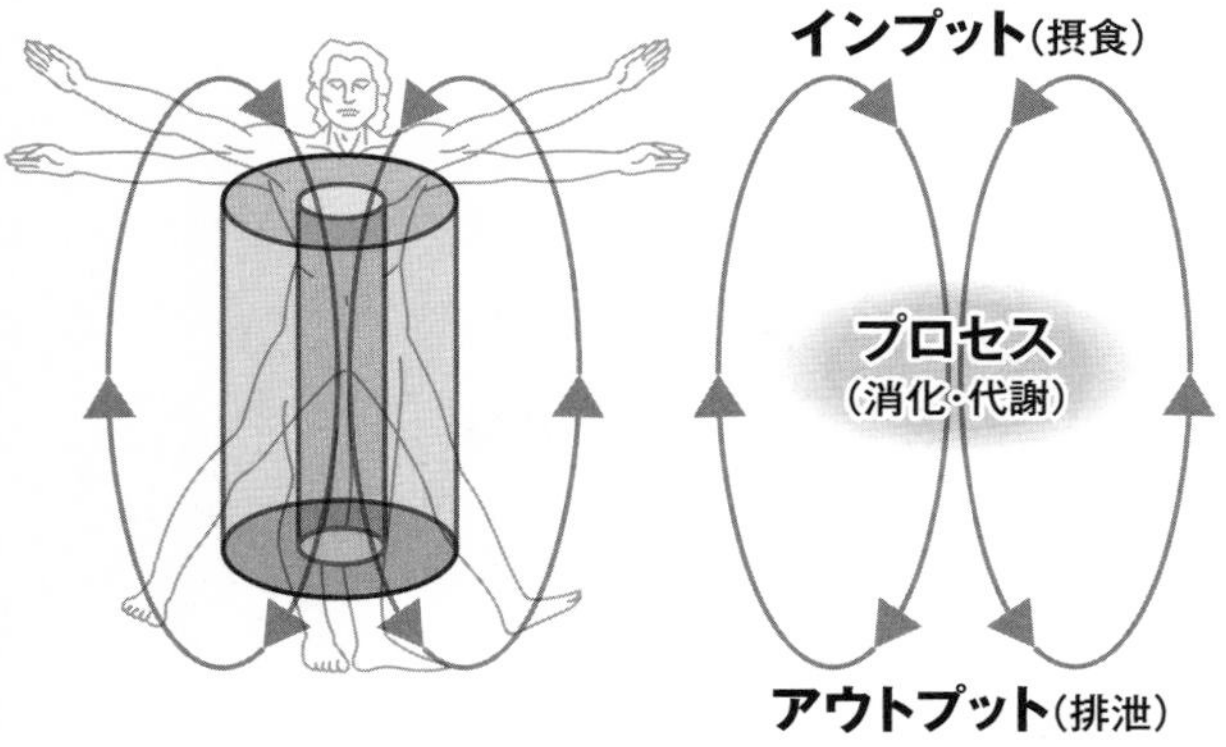

や構造に利用します。**アウトプット**は「排泄」のことで、古くなった自己や老廃物を外へ排泄します。

この「インプット」「プロセス」「アウトプット」の絶え間ない循環が、シンプルな「生命」のシステムです。ウイルス以外の単細胞の微生物、人の細胞一つ一つ、そして多細胞生物の全体。マクロもミクロも、シンプル化すると、この「生命」モデルに従っています。

インプットとアウトプットの均衡が保たれ、絶え間ない循環と新陳代謝が起きていることが、すなわち、サスティナブルで健康な状態といえます。生物学者・福岡伸一氏のいう「動的平衡」の状態です。

生命は開放系――生と死の循環

ここで重要なのは、生命は常に、外界とのエネルギー交換がある「開放系」だということです。一つの生命は、他者の助けがないと自己を維持できない、連続的で相互依存的なシステムです。**生態系とは、つまり、連続的な生と死の循環です。**

「孤独」になりたくてもなれないのが生命なのですが、「自分一人で生きている」と勘違いさせるのは、分断と細分化が得意な人の認識の罠《わな》です。

さらに、一瞬として同じ状態ではなく、常に動き続け、変化し続けている。固定して変化しないことは、むしろ、システムの死を意味します。

人を含め、消化管を持つ動物にとって、外界とのエネルギー交換に必須の臓器が消化管なので、まず生命維持には、消化管ありき。脳は二の次です。

そして、生態系の連続性は、食を通して保たれているので、食はとても大切な行為なのです。日本人が「いただきます」という時、それは「御命《おいのち》を頂戴《ちょうだい》いたします」という他の生命への感謝と死への弔《とむら》いを意味していることはご存じのとおりです。

そして、「食べること」は必ず、外界にインパクトを与えますから、巡り巡って、環境問題と接続せざるを得ないのです。

ちなみに、インプット（摂食）が過剰でどんどん肥大しているのが、生活習慣病の状態です。食べすぎ、飲みすぎなのにエネルギー燃焼をしないため、病気になります。

心も同様で、あまりにも情報過多で処理が追いつかず、アウトプットが少ないと、鬱滞《うったい》していきます。

現代人の身体と心は、インプット過剰による循環停滞によって病んでいるといえます。

ではどうすれば良いか？　インプット（摂食）を減らし、プロセス（消化・代謝）を休めて回復させ、アウトプット（排泄）を増やす。食べ物や情報の粗食化、ファスティングが身体にも心にも有効なのです。

体内と体外——自己と他者の境界線

お伝えしましたように、人を生態系と接続する根幹を担うのが消化管です。

あらゆる生命にとって、最も根源的な生きる目的は、「自己の生命維持」です。この肉体が維持できるのは、根源的に「生きたい！」という強い欲動・リビドーがあるからです。
この真逆にある死への欲動・デストルドー（タナトス）とのバランスの中で、動的な生命を保っているわけですが、身体に備わるあらゆるシステムは「生きる」をサポートしています。消化管という重要な生命維持システムを支えているのが、免疫システムと常在細菌です。

消化管の役割：食事を消化・分解・吸収
外側の他者（非自己）を無個性な素材に分解し、自己の内に取り込む

免疫システムの役割：自己の内側で敵を排除
外側の他者（非自己）から自己の内なる世界を守る

常在細菌の役割
外側の他者（非自己）でありながら免疫と連携し自己の内を守る・維持する

免疫システムは、「自己」と「他者（非自己）」を区別し、「自己」を攻撃する「他者」を排除し、「自己」を守るのが仕事です。内側の世界で、侵入者を排除するべく守る、優秀な近衛兵《このえへい》が免疫細胞です。

資料7　生命にとっての消化管の役割

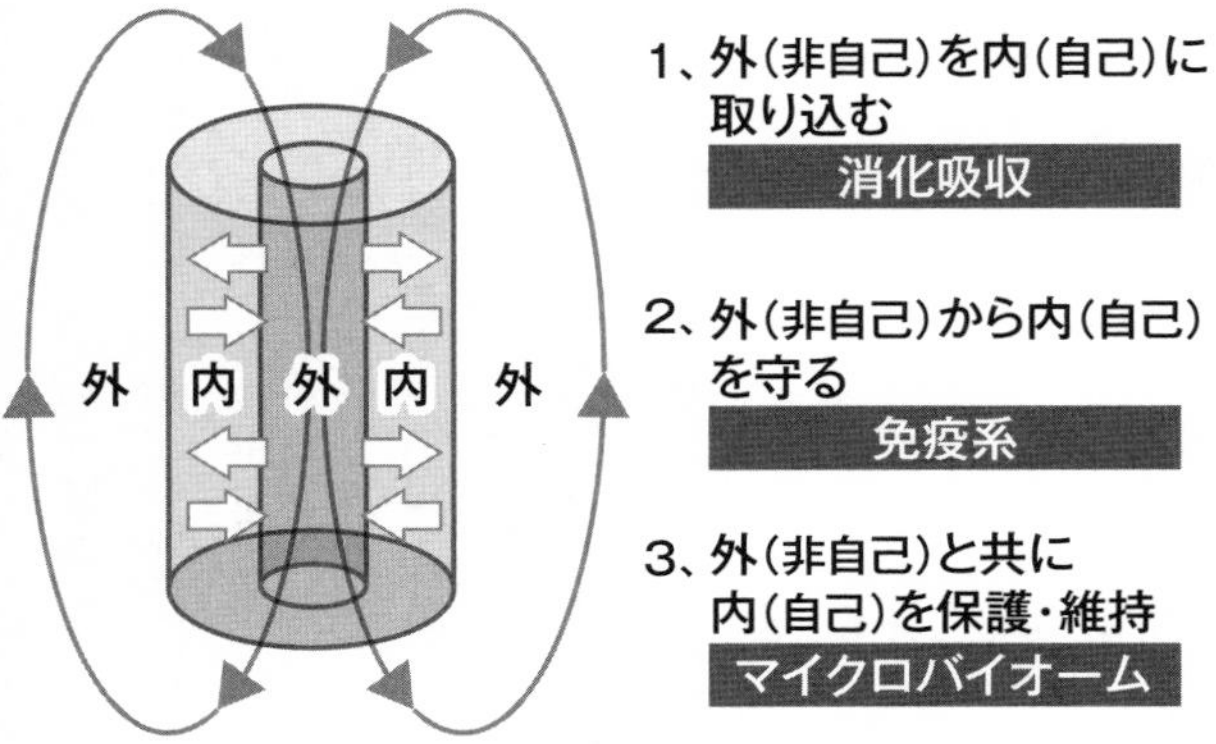

※重要：消化管の中は外界である

一方、常在細菌は、本来、免疫システムに排除されるはずの「他者（非自己）」でありながら、共生を許され、免疫システムと協力し合いながら、病原性の微生物や異物などの「他者」の攻撃から「自己」を守ります。

ただし、自己の内側の世界には入れてもらえないので、**内と外の境界線の外側を守るゲートキーパーのような役割です。**その境界線にある防御壁が、粘膜や皮膚の外側の上皮細胞です。腸壁もその一つです。

体内は、「自己」という生命の内的世界ですから、「自己」以外の個性を持つ生物や異物など「他者」の侵入を許しません。

食事として口から取り込まれた「他者」は、消化管が分泌する消化酵素と腸内細菌の働きによって、無個性な素材にまで分解されます。そうすることでようやく、「自己」の境界線を通って吸収され、体内への侵入を許されるのです。

「自己」か「他者」か、という個性のラベルは、主にタンパク質で見分けます。タンパク質とは、アミノ酸という素材が連なったもので、肉や魚、卵のようないわゆる「タンパク源」だけでなく、あらゆる動植物が持っています。

食物アレルギーは、主にこのタンパク質に対して抗体が作られることで起こります。タンパク質が未消化になることで、アレルギーが起こります。

消化機能が適切に発揮されていれば、小腸で体内に吸収される段階には、タンパク質はバラバラのアミノ酸にまで分解され、個性を失ったただの素材になっています。

消化のためには、まず最初に口での咀嚼が行われます。歯が命といわれるゆえんです。

次に、唾液や胃液などに含まれる消化酵素の出番です。胃の消化酵素と胃酸の働きで、タンパク質はちょっと短いペプチドという状態にまで消化されます。

さらに、膵臓《すいぞう》や小腸のタンパク質分解酵素が働いて、アミノ酸にまで分解されるのが正常な消化です。このどこかのプロセス（消化）がうまくいかないと、未消化のタンパク質が小腸に到達することになります。

しかし、たとえ未消化なまま小腸に到達したとしても、栄養素を吸収する小腸の上皮細胞は、「他者」の個性が残っている食べ物を通しません。

小腸の上皮細胞は、かなり厳重な防御壁となっていて、栄養素など「体内に入れて良し」と認定したものを通す代わりに、それ以外のものを通さないはずなのです。

先にも申しましたが、その防御壁の外側を守るゲートキーパーが、腸内細菌です。彼らは、外敵や毒素などが防御壁にまで到達しないように、層状に隊列を組み守っています。

ところが、腸内環境が悪化して腸内細菌がバランスを崩してしまうと、この隊列が崩れます。腸が炎症を起こして鉄の防御壁が脆弱《ぜいじゃく》になり、未消化の食べ物をそのまま通過させてしまうようになります。

食べ物が個性を持ったままに体内に入ろうものなら、たちまち、「自己」の世界に踏み込む「他者」として、兵隊である免疫細胞が排除しようと攻撃を始めます。

これが、現代人に多い食物アレルギーの反応です。アレルギー以外にも様々な不調の原因になります。

ですから、しっかりと咀嚼して食べ物をすり潰し、胃腸機能を高めて十分に消化し、炎症を起こさず、良好な発酵を起こす腸内細菌を保つことは、アレルギーを予防し、健康を保つためにとても大切なのです。

ゲートキーパー「常在細菌叢」の居場所――穴という穴、全てに存在

腸内や皮膚にたくさんの細菌が暮らすことができるのは、それが、「自己」の外側の世界、つまり体外だからです。体外と体内を隔てる皮膚や消化管の上皮細胞は、「自己」の世界を守る防御壁のような役割です。私たちの身体は、防御壁の内外で、ゲートキーパーと内側の近衛兵の連携によって、鉄壁の守りを固めているのです。

ゲートキーパーである細菌が最も多く存在する場所は消化管なので、第1章でもご紹介したように、人の免疫細胞（兵隊）の7割も、消化管の内側に控えているというわけです。

さて、これらの常在細菌は、人の身体のありとあらゆる外界との交通部位、穴という穴にいます。常在細菌が暮らす場所は、「口から肛門までの消化管」「目の粘膜」「耳の中」「鼻から喉《のど》」「上気道から下気道（肺）」「尿道から膀胱《ぼうこう》」「膣《ちつ》から子宮」……。

100兆個を超える腸内細菌がいる大腸のずっと手前の、食べ物の入り口である口腔《こうくう》内にも1000億個もの細菌が、強い酸の海である胃にも1万個もの菌が暮らしていますし、皮

膚や泌尿器、生殖器にも、各1兆個程度の菌がいます。

じつは、肺や膀胱、子宮などは、これまで無菌と考えられてきました。感染症の時だけに、ここに微生物が増えると考えられてきたのですが、実際にはこれらの臓器にも常在細菌叢があり、病原性の微生物から身体を守っていることが明らかになってきました。

ちなみに、先にも少し触れましたが、細菌叢のことを、「フローラ」ともいいます。細菌群が菌種ごとにテリトリーを保ちながら集団を形成している様子が、まるで、色とりどりの花が品種ごとに並んで咲く花畑（フローラ）のようであることから、「腸内フローラ」「皮膚フローラ」などの呼び方をします。

子宮の常在細菌叢は、妊娠・流早産・出生率にも関係するため、妊活界隈でとてもホットなトピックスとなっています。

しかし、殺菌消毒剤や抗生物質の多用、食生活の乱れ、ストレスなどで、常在細菌のバランスが崩れてしまうと、ゲートキーパーの役割が効かなくなります。そればかりか、防御壁も破壊されてしまい、細菌や未消化の食べ物、花粉や化学物質などの異物が簡単に体内に侵入します。

「自己」の世界を侵された兵隊は、非常事態宣言を発令し、炎症という体内戦争が勃発《ぼっぱつ》します。現代人の体内では、これが日常的に起こっています。それが、花粉症やアトピー性皮膚炎などのアレルギーを含む免疫疾患、多くの生活習慣病など、現代に増えている病気の大きな原因になっているのです。子宮の炎症は、不妊に関連します。

免疫システムが誤作動を起こすと、守るべき「自己」を、自分の免疫が攻撃する自己免疫疾患も増加します。

最近では、殺菌消毒が日常化していますが、これは歓迎すべき習慣でしょうか？　むしろ、常在細菌叢にダメージを与えることで、防御機構の危機を引き起こすとはいえないでしょうか？

人の遺伝子より、常在細菌の遺伝子の方が多い――「超生命体」としての人間

常在細菌の働きについて考える時、宿主である人と常在細菌を分断することはできません。さらに、常在ウイルスもいますし、常在のカビもいます。

研究が進むにつれ、人は、自分の遺伝子が持つ機能と常在微生物の遺伝子が持つ機能が合体した「超生命体」なのだということが明らかになってきました。内容が少し複雑になるため、研究が進んでいる細菌叢にフォーカスして、これから話を進めていきます。

人間の遺伝子だけを調べても、超生命体としての人の全体像は解明できません。

人の身体の細胞の数は、かつては60兆個という推定値もありましたが、近年は37兆2000億個とされています（＊1）。

それに対して、人の常在細菌は大腸を最大に100兆個を超えるとされています。人の持つ遺伝子の総和と常在細菌の持つ遺伝子の総和を比較すると、圧倒的に常在細菌の持つ遺伝子数の方が多いことになります。

ジョンズ・ホプキンス大学が『ネイチャー』誌に発表した、2018年時点での人の遺伝子の数は、2万1306個（＊2）。

一方で、早稲田大学が調査した日本人の腸内細菌叢の遺伝子数は、約500万個。人の遺伝子の約200倍です。さらに日本も含めて12カ国を調査したところ、少なくとも1200万の遺伝子が見つかったのです。約500倍です（＊3）。

しかも、**人の遺伝子の個人差は、ごくわずかですが、微生物の遺伝子は、非常に多様です。**ですから、人それぞれで全く違う常在細菌叢の遺伝子は、超多様となります。当然、人の遺伝子に腸内細菌叢の遺伝子も加えた、超生命体の遺伝子の総和は、超個性的なのです。

生物は、遺伝子を通して、機能を発揮します。人は、自分自身の体内の機能だけで完結するのではなく、**様々な機能を常在細菌にアウトソーシングする形で任せています。**

腸内細菌叢のバランスや機能は、人の体内のホルモンや神経伝達物質、自律神経、免疫などの変化に伴い変化します。逆に、常在細菌叢の変化によって、微生物の代謝物などを通じて、人間のシステムも変化します。つまり、人と常在細菌は、インタラクティブ（双方向的）なコミュニケーションによって、常に相補的な関係を築いて、超生命体を最適化しているのです。

腸内細菌叢は優秀なアウトソーシング機関

目に見えない腸内細菌叢は、私たちの身体の様々な機能をアウトソーシングとして担い、個性をつくり、行動さえも支配するほどの影響力を持っています。

彼らの担う本当の役割、人と常在細菌の関係性、その意味やメカニズムを理解することが、とても重要です。

人にとっての常在細菌叢の機能は、

・人に利用可能な栄養素を作る。
・糖や脂質などのエネルギー代謝を維持する。
・薬物の活性化・不活化。
・消化器の機能を維持する。
・全身の粘膜や皮膚＝防御壁を維持しながら外敵から守る。
・免疫機能を維持・調整する。
・遺伝子のオン・オフスイッチ（エピゲノム）に作用する。
・内分泌系を調整する。
・自律神経系を調整する。
・メンタル・脳機能を維持・調整する。

など、多岐にわたっています。

人の心身のあらゆる機能の維持・向上には、共生する常在細菌叢の働きが不可欠ですから、体内の「土壌改良」がとにかく重要なのです。

戦い（アンチ）から共に生きる（シン）世界へ

医学では、抗生物質のことを「アンチバイオティクス」といいます。「アンチ（anti-）」は、「抗う」「戦う」を意味し、「バイオティクス」は、「生物」を意味します。抗生物質は、細菌を殺す薬ですが、これまでは、「アンチ」が主流の医学だったのです。培養を使った古い研究方法では、微生物の世界のほとんどが解明できていなかったために、「微生物といえば、ほとんど病原体」と考えられていました。

これは、農業の世界でも同じで、これまで微生物といえば、作物を病気にする「病原体」のことでした。ですから「農薬で殺さなきゃ」という発想になっていたわけです。

ですが、第1章でお話ししたとおり、土中環境に微生物がいなければ、良い土もできませんし、植物も栄養や水の吸収力が下がってしまう。だから、微生物がいないと畑が痩せて、作物の栄養が不足するのは当たり前のことなのです。

ごく一部の栄養を混ぜた化学肥料（窒素、リン、カリウム）をサプリメントのように与えても、土も野菜も本来の健康状態にはなりません。しかも、今、地球環境にとって窒素の過剰とリン鉱山の枯渇《こかつ》が甚大な問題になっています（第4章で後述します）。「三方悪し！」です。

一方で、次世代シーケンサーという解析装置によって、人のゲノム解析だけでなく、微生物のゲノム解析が進んだことで、その考えは一変しました。人の常在微生物の世界が明らかにされてからは、「人と常在微生物は、遺伝情報を交換し合う超生命体」と考えられるようになったのです。

つまり、世界は「**シンバイオティクス**」を目指すパラダイムにシフトしました。「シン(syn-, sym-)」は、「共に」を意味し、シンフォニー（交響）やシンパシー（共感）などに使われています。「シンバイオティクス」つまり、微生物と共に生きることこそが、真の健康であると考えられるようになったのです。環境や農業の分野でも同じパラダイムシフトが起きています。

共生可能な微生物まで一網打尽《いちもうだじん》にする抗生物質や農薬は、「アンチ」な大量破壊兵器ですので、どうしようもない場合にのみ、泣く泣く使うものであるべきなのです。

人は微生物の楽園に生まれた「新参者」

そもそも、地球上には約870万種の生物がいると推定されていますが、**微生物はあらゆ**

る生命の祖先です。微生物以外の生物は、誕生の時点から微生物の楽園に生まれてきたわけですから、共生できないという方が無理があります。

46億年前に誕生した当初の地球は、温度が１０００度以上のマグマに覆われ、生命は存在できない環境でした。誕生から10億年ほどで原始の海が安定し、その深海の４００度にも達する高温の熱水噴出孔付近で、硫化水素や二酸化炭素、酸化鉄をエサとする好熱性メタン菌と呼ばれる微生物が誕生したのが、生命の始まりとされています。よくもこんなに過酷な環境で、微生物は生まれたものです。

それから、ミネラルが溶けた海は、まさに生命を育むスープとして、羊水のように多様な微生物を生み出しました。

５億４０００万年前のカンブリア紀の生命大爆発を経て、多様な種が生まれ、進化し、シルル紀からデボン紀に、新天地を求めて海から陸に上がる生物が現れ、現在のように陸と海の両方に多様な生物が暮らすようになりました。

そして、私たち、ホモ・サピエンスが誕生したのは、わずか20万年前で、最も新参者。30億年以上の歴史を持つ微生物からしたら「ひよっこ」です。浅知恵を持ってしまったがためにいろいろと間違いを犯すのですが、かなりやりすぎ感があるのが現代です。

他の生物から見たら「滅びてしまえ！」と思われてもおかしくありませんが、アンバランスになった地球全体のホメオスタシスを改善できるのもまた、人の叡智《えいち》と意気込みです。他力本願では間に合いません。


今や、たった1種類の病原性ウイルスの影響で、「微生物＝敵」という認識が復活し、「微生物は、病気を起こす恐ろしいもの」「殺菌・消毒して、環境から全ての微生物を排除しよう」という考えが再普及してしまったようです。ありとあらゆるプロダクトが、除菌・抗菌・殺菌を謳《うた》っています。日常的に、殺菌成分の入った歯磨き粉を使い、殺菌石鹸《せっけん》を使って手洗いをし、消毒剤を使います。その時、病原性の微生物だけでなく、手や環境を守る多様な常在微生物までも同時に殺していることを、どうか忘れないでください。

殺菌消毒は、本来、衛生管理が必要な病院や、食品を扱う現場など、特殊な環境のためのものだったはずです。感染対策として、手洗いができないシーンでやむなく行うという位置付けであれば理解ができますが、まるで善行のように捉えて、必要以上に行うものではありません。1種類のウイルスを殺すと同時に、数多《あまた》の共生的な微生物を一網打尽にしていることを忘れないでおきたいと思います。

本来の衛生とは、決して「無菌」を目指すものではないはずです。後の時代の未来人は、人類はかつて野蛮なことをしていたものだと、今の習慣を振り返るかもしれません。

むしろ適度な微生物との触れ合いが、免疫機能を強化し、免疫の暴走をも防ぐことも分かっています。このような時代だからこそ、微生物を正しく認識し直して、信頼の共生関係を取り戻さないことには、人も地球も健康を保つことができません。

微生物の世界は人間社会の縮図——バランス、相性、個性、多様性……

微生物との付き合い方は、人とのそれと同じです。

人間界には、善い人間も悪い人間もいます。そして、よほど強い人間でなければ、「完全な善人」「完全な悪人」を貫くことはできませんから、周りの環境や関係性によって、善くもなれば、悪くもなります。

最近では、「○○菌は□□に効く」など、特定の菌種の機能性を謳った商品がたくさんあります。たしかに、彼らはエリートであるには違いないでしょうが、エリート集団だけが世界を平和にできるというのは勘違いです。それに、どんなにエリートがやってこようが、その社会がギャングだらけで治安が荒れ放題であれば、才能を発揮できないかもしれません。また、どんなに善人であっても、教祖化して独裁者になってしまうと危険です。特定の善玉菌だけが増えるのは、異常な状態であり、病気です。たとえば、乳酸菌が多いからといって必ずしも健康なわけではなく、乳酸菌が多すぎて、バランスを崩している人もいます。

さらに、人間関係には相性もあります。この人の前では本音を話せるけど、別の人の前では萎縮《いしゅく》して喋《しゃべ》れなくなることもあります。さらに、好きだなと思って付き合っていた人間の嫌な面を見てしまい、急に仲違《なかたが》いする場合もあれば、急に仲直りする場合もあります。条件や状況によって、関係性は簡単に変わってしまいます。

夫婦関係も、互いに持ちつ持たれつの関係もあれば、どちらかが一方的に依存し、それを庇護《ひご》するような関係のパートナーシップもあります。完全な善悪で割り切れないのが人間で、人の数だけ個性があり、多様な関係性があります。

最近では、「ダイバーシティ」は社会のキーワードであり、単一の民族や価値観を良しとするのではなく、多様な民族、性、趣味嗜好《しこう》などの価値観を尊重しながら、全体としての調和を保ち、互いに共生していこうというムーブメントが見られます。微生物についてもダイバーシティが大事です。とはいえ、決して無秩序とは違いますから、この点は混同しないでください。

また、人それぞれの腸内細菌叢は、個人が特定できるほどに多様であることが分かっています。

腸内フローラ検査で菌の種類やバランスが特定できたとしても、それぞれの関係性やその結果としての機能などは、複雑怪奇。この地球上の人間全ての関係性や働きを特定できないように、個々人の宇宙ともいえる腸内細菌の世界の実態を正確に解明することは難航を極めています。

これまでは、特定の微生物を研究する微生物学が担っていましたが、それでは太刀打ちができません。「○○菌には□□の効果がある」としても、その他の菌との関係性で、本当にその機能が発揮される保証はありません。

そのため、メタボローム解析（生体内の代謝によって作り出される有機酸やアミノ酸、脂肪酸や糖といった化合物の総体を網羅的に解析する手法）、数理科学、群集生態学的なネットワーク分析などで得られた情報を、ビッグデータ化して、個別化医療に応用しようという研究が進んでいます。

常在細菌より多い常在ウイルス（バイローム）のメタ解析も進む

さらに、常在細菌より多い数の常在ウイルス（バイローム：virome）も人と共生しています。ウイルスというのは、要するにDNAやRNAの遺伝情報を入れた箱のようなものです。細胞に感染すると、その細胞の遺伝子に新たな情報を与え、その機能を変化させるのが役割です。

常在ウイルスは、人の細胞や人と共生する常在細菌に感染して、機能を変化させます。病原性を発揮するばかりでなく、環境への適応、つまり**進化を助けている**という側面もあり、善悪を決めつけることはできません。

HHV‐7（ヒトヘルペスウイルス7型）などのヘルペスウイルス種は、人に慢性的に感染することで有名ですが、普段は病原性を発揮せず、ひっそりとしていると考えられていました。東京大学医科学研究所の研究では、HHV‐7は胃にしばしば検出され、胃の免疫細胞の数や消化遺伝子の発現（つまり、消化機能への影響）に関与していることなどが明らかになっています（＊4）。

それ以外にも、あらゆる常在細菌には、常在ウイルスが感染しているのですから、さらに複雑です。細菌に感染するウイルスをファージといいます。頭のような形の構造の中に遺伝情報を持ち、数本の足を持つタコ型ロボットのようなビジュアルは、マニアの間では「カワイイ」と有名です。

これまで、ウイルスのゲノム情報はあまりに膨大で未知数すぎるため、宇宙に存在する物質の未知なる構成要素、暗黒物質（ダークマター）になぞらえて、「ウイルス暗黒物質（viral dark matter）」と呼ばれてきました。しかし、ここにも光が当たり始めました。

東京大学医科学研究所と大阪市立大学の研究グループが、腸内ウイルス叢の全ゲノム情報解析を可能にし、世界で初めて、腸内細菌・ウイルス叢のメタゲノムデータベースを作成しました。腸内環境の恒常性にとって、細菌だけでなくウイルス叢も欠かせないため、とても重要な研究です。

この研究で、日本人の健常者101人の腸内ウイルス叢の全容を解析したところ、細菌叢と同様に、非常に多様でユニークであることが明らかになりました（＊5）。

ファージには、細菌に感染してすぐに溶かして殺すタイプ（溶菌性）と、細菌に感染して自分のゲノムを細菌のゲノムに注入して生かしておくタイプ（溶原性）がいます。まだまだ、暗黒物質のように未知ではありますが、ファージは、細菌のゲノムに入り込み、細菌の機能性を変化させ、環境への適応、進化に影響を与えていると考えられています。

抗生物質ばかり投与された家畜の牛の腸内の大腸菌が、ベロ毒素を出すO－157という病原性大腸菌に変化したことは有名です。O－157のゲノムを詳しく調べると、24種類ものファージやファージ様の遺伝因子が存在しており、これがベロ毒素の産生などの機能を与えていると考えられています（＊6）。

また、ファージが特定の細菌を溶かす酵素を同定することで、腸内細菌にダメージを与える抗生物質の代わりとなるターゲット治療への応用も期待されています。ファージを使った細菌感染治療を「ファージセラピー」といいます。抗生物質では治療が困難なC.difficile（クロストリジウム・ディフィシル：抗生物質起因性腸炎を起こす）や多剤耐性菌の治療への応用も期待されています。

このように、複雑の極みである人と共生する常在微生物の世界があります。さらにシグナル伝達を通じて、個々人の感情や記憶、それに伴うストレスやトラウマ、環境の変化などのイレギュラーな変数が、イレギュラーなタイミングで作用します。ますます混迷の極みです。

そんな課題がある研究途上の分野ですが、本書の基本指針は、シンプルな原理原則に基づいて考えていくことです。迷わなくて済む、最適な方法をお伝えします。

生物のダイバーシティ――共生はユートピアではない

「超」健康な人の腸内細菌に共通している腸内環境は、特定の菌種が多いということではなく「多様性が高い」ことであるというのが、現在、分かっていることです。

3歳から100歳までの1000人の「非常に健康」とされる人を対象にしたこの研究で、全グループに共通した特徴は、特定の善玉菌の種類が多いことではなく、腸内細菌の多様性が高いということだったそうです（＊7）。

人の社会も微生物の社会も、調和的な共生関係が築かれたダイバーシティが大切。これは、原理原則ですね。

「共生」という言葉は、互いに手を取り合い、助け合い、完全に「ｗｉｎ－ｗｉｎ」が理想的に築かれるユートピアのようなイメージを与えます。生物学においては、それは「相利《そうり》共生《きょうせい》」と呼ばれる共生の一形態です。

共生には他にも種類があり、片方は得をするが、片方はどちらでもない「片利共生《へんりきょうせい》」と、片方は得をするがもう一方は損をする「寄生」「捕食」などがあります。


人の腸内環境を含む、身体や周りの環境に暮らす微生物との共生は、理想的な相利共生種ばかりではなく、片利共生種との共生も含まれます。先進国では最近でこそ少ないものの、地球上の多くの人類は寄生虫とも共生しています。

相利共生種が善、片利共生種が悪、とも単純に言い切れません。たとえば、相利共生種であるビフィズス菌だけが腸内を占拠したらどうなるでしょう。それは不健全な独裁国家であり、「病気」の一種と考えられます。

また、増えすぎることで、感染症などの病気を引き起こす片利共生種でも、多様な種類の細菌が混ざり合いながら暮らすダイバーシティが環境に維持されていれば、スタンドプレイで病原性を発揮することなく、身体に何かしらのサポートをしながら、大人しく過ごすことができます。また、共生する微生物同士の相性によっても、その振る舞いは変わります。

微生物の振る舞いは、このように人間と同じで奥深く、ひと言で善悪が語れません。とにかく分かっていることは、環境次第で振る舞いは変わるということ。

それから、単一の微生物が増えてしまうことは不健全で、生物多様性が保たれ、多様な微生物が協力し合いながら暮らすダイバーシティが維持されていれば、人もその環境も健康であるということです。

このような時代だからこそ、食や環境を通して、多様な微生物と健全に触れ合い、土壌改良することをお勧めしたいのです。

その方法は、第5章でお伝えしますが、決して「ヨーグルトを食べれば腸活だ」というようなものではなく、真の腸活は、地球環境をも改善する「プラネタリーヘルス」につながります。

（＊１）Ann Hum Biol. Nov-Dec 2013;40(6):463-71.
（＊２）Nature. 2018 Jun;558(7710):354-5.
（＊３）DNA Research. 2016 Apr;23(2):125-33.

（＊４）BMC Biology. 2020 Jun 4;18(1):55.

（＊５）Cell Host Microbe. 2020 Sep 9;28(3):380-9.

（＊６）『日本細菌学雑誌』２００４年、59巻３号、４４９～４５５頁。

（＊７）mSphere. 2017 Sep 27;2(5):e00327-17.

第3章　腸内の土の悪化が、心身にもたらす病

（1）腸と心身とのネットワーク関係

土壌腐敗が様々な病気の原因に

ここまでにも述べてきましたが、植物と同じで、土壌である腸内環境が良好であれば、人も健康を保つことができます。土壌の肥沃《ひよく》度は、微生物の多様性と活性が高いことが重要ですが、腸内も同じです。

痩せた土地は微生物の多様性や活性が低く、バランスが崩れます。**土壌の腐敗は、便秘や**

下痢を引き起こすだけでなく、脳を含む全身の臓器に影響を与え、心身の様々な疾患や不調に関連しています。

腸内細菌の種類が減り、多様性が失われ、ビフィズス菌や酪酸菌などの有用菌が減り、病原性を発揮する菌種が増えることを「**ディスバイオーシス**」といいます。要するに、腸内環境の治安の悪化です。日常の疲労、倦怠感《けんたいかん》や、気分の不調の原因にも、腸内の治安悪化があるかもしれませんし、多くの疾患にも関連しています。

関連する主な疾患には、次のようなものがあります。

・生活習慣病（肥満、動脈硬化、２型糖尿病など）
・アレルギー性疾患（アトピー性皮膚炎、気管支喘息《ぜんそく》、花粉症など）
・自己免疫疾患（１型糖尿病、多発性硬化症など）
・炎症性腸疾患（潰瘍《かいよう》性大腸炎など）
・消化器疾患（過敏性腸症候群、下痢症、便秘症など）
・非アルコール性脂肪肝炎（ＮＡＳＨと呼ぶ）
・精神疾患（うつ病、不安神経症、発達障害など）

・神経変性疾患（パーキンソン病、アルツハイマー型認知症など）
・悪性腫瘍（大腸がん、膵臓がん、肝臓がんなど）

これ以外にも、多くの疾患が関連していることが、今後明らかになってくると思います。なにせ腸内環境は、人の細胞の質を決めるのですし、人の機能の多くをアウトソーシングしている先が、腸内細菌叢なのですから、それらが乱れたら、人も機能低下して当然です。

胎児期からリスクあり――腸内環境が乱れる原因

腸内環境の治安悪化は、全く特殊なことではなく、生まれる前から生涯にわたり、その原因は溢《あふ》れています。様々なストレスが関連していますので、あちらにもこちらにもそちらにも……。順に見ていきましょう。

◆胎児期の母親のストレス

なんと、生まれる前から、自分の生活習慣にかかわらず、治安悪化を引き起こすリスクがあることが分かっています。母体がストレスを受けると、子宮内～膣内の細菌叢が乱れてしまい、胎児期から出産時にかけて母親からもらう初期の細菌叢が乱れることになります。

さらに、胎児期には脳や神経系の発達が盛んですが、母体のストレスは胎児にも伝わり、生涯のストレスレベルを高めてしまう可能性があります。**ストレスは、腸内細菌叢を乱す最大の要因です。**

胎児期にストレスや侵襲《しんしゅう》にさらされて、永続的に生理的・代謝的なプロセスが変化してしまうことを「**子宮内プログラミング**」といいますが、これは、遺伝子のオン・オフスイッチである「エピゲノム」や、ストレスに伴い一連の反応を起こすホルモン経路（HPA軸）への影響によって説明されています（＊1）。

エピとは「上の」という意味で、ゲノムの上にくっついたフラグのようなもので、実際の遺伝子の振る舞いを決定する要因です。遺伝子はあくまでも設計図ですが、それが実際にどう振る舞っているかは、エピゲノムが決定しています。

本来、胎盤には防御機構があり、母体がストレスフルで、ストレスホルモンのレベルが高くても、胎盤でブロックされるはずです。ところが、母体に低栄養などの精神的・物理的ストレス要因があると、胎盤の防御機構が働かず、胎児の脳に様々なストレスがエピゲノムの変化として記録され、それが生涯にわたり生理的な変化を引き起こす可能性があります

（＊2）。

「小さく生んで大きく育てる」という、周産期の母体管理の風潮があったため、ダイエットをする妊婦も増えていましたが、今ではむしろリスキーだという声も上がっています。適切な栄養とリラクシングな環境を整えることがとても大切。というわけで、妊娠中の夫婦喧嘩はもってのほか！　です。

◆帝王切開での出産

経膣分娩で生まれる場合、赤ちゃんは産道を通りながら母親の膣内フローラの乳酸菌をもらいつつ、頭を出しながら母親の肛門にキスするような格好になって、最初の腸内細菌叢をもらいます。

多くの動物は、便と共に出産するので、動物の赤ちゃんは母親の腸内細菌叢をいち早く口からもらいます。一方、人は出産前に、便を全て出しきる処置をしてから出産に臨むわけですが、少々の腸液は滲《し》み出てしまうものです。

これに対し、帝王切開では、まず触れるのは母親の皮膚の細菌叢か、病院の環境の細菌です。もちろん、母体もしくは胎児の状態から、何らかの理由によって経膣分娩ができず、やむを得ず帝王切開になってしまうことはあります。そうした場合には母親に心の傷が残ることもあり、ケアが必要ですが、諸外国では、安易な帝王切開も行われており、腸内細菌叢の生着の側面からも注意が必要です。

◆母乳栄養ではなく人工ミルク栄養

母乳には、ビフィズス菌をはじめとした様々な常在細菌やラクトフェリンなどが含まれています。母乳で育つことは、初期の腸内細菌叢の生着に極めて重要です。

最近でこそ、母乳研究が進み、親切に人工ミルクにビフィズス菌やラクトフェリンが添加されるようになりましたが、母乳を口で吸うという行為で得られる細菌群は多様で、母乳栄養は極めてプレシャスです。搾乳《さくにゅう》された母乳を哺乳瓶《ほにゅうびん》で与えても、母乳を口で吸う場合と生着する細菌群が変わってしまうほどに繊細です（＊3）。

今、大人である人たちの多くは、さらに乏《とぼ》しい人工ミルクで育ってきたので、今以上に初期の腸内細菌叢の形成が乏しかったはずです。

乳汁《にゅうじゅう》分泌は、母性・愛情ホルモンと呼ばれるオキシトシンの働きで行われますが、おっぱいを飲むという行為を通した赤ちゃんと母親の愛着の形成は、生涯にわたる情緒や人格、ストレス耐性、さらには人間関係にも影響を与えます。

ちなみに私は、母親の母乳がほとんど出なかったため、１９８０年当時の粉ミルクで育ちました。ビフィズス菌やラクトフェリンなどもちろん入っていませんし、皮膚や腸管など粘膜の形成に不可欠な亜鉛が添加されていませんでした。

そのせいかどうか今となっては分かりませんが、正常な細菌叢が形成されず、腸壁のバリアも皮膚のバリアもうまく形成されなかったと思われます。乳児期はずっと下痢と重症のアトピーで全身真っ赤。食物アレルギーでほとんどの食品が食べられませんでした。

その代わり母は、大きな愛情でしっかりと抱きしめてくれていましたので、愛着はしっかりと形成されました。ただし、今でもストレスにめっぽう弱いのは事実です。胎内にいた頃も、母親がひどい頭痛を抱えてストレスフルであった上に、胎教の代わりにホラー映画ばかり観ていたそうなので、そのせいかもしれませんが。

◆産後からの抗生物質投与

経膣分娩で生まれ母乳栄養で育つと、赤ちゃんは１週間程度でビフィズス菌90％という腸内細菌バランスになります。黄色くてちょっと酸っぱい匂いがする健康的なうんちです。酸っぱいのは、ビフィズス菌が分泌する乳酸などの有機酸の匂いです。

ところが、未熟児で生まれるなど、何らかの理由で、生まれた瞬間から抗生物質を投与されると、常在細菌叢の定着が阻《はば》まれてしまいます。

◆消化器の虚弱・機能低下

消化器が弱いということは、結構な致命傷です。土の中にミミズやダンゴムシなどの土中生物がいないようなもので、動植物の死骸（人にとっては食事）を十分に分解できないので、微生物にも上手に栄養をパスできません。腸内環境の乱れの原因になります。

乳幼児期からの下痢や便秘は、発達障害やアレルギーなどとして発現し、両親の心配の種になります。

消化器を動かす自律神経系の不具合は、何らかの心因である可能性があります。

◆ピロリ菌の感染

ピロリ菌は、過剰な胃酸を抑える働きがある反面、萎縮性胃炎を起こして消化不良の原因になります。胃酸も抑制するので、本来、殺菌されて腸内には入らないはずの口腔内常在菌や歯周病菌を、腸内に招き入れる原因にもなってしまいます。

菌は適材適所の存在ですから、口の環境にとっては必要な菌であっても、腸内に入ると炎症の原因になることがあります。また、歯周病菌の一種、フソバクテリウム・ヌクレアタムは、大腸がんの各ステージに関連しています。

◆抗生物質の投与歴

言わずもがな、抗生物質は、病原性の細菌だけでなく、常在細菌にもダメージを与える大量破壊兵器です。なるべくなら避けたいものです。

とはいえ、乳幼児期は免疫が弱く、中耳炎などにもなりやすいため、しばしば抗生物質を投与されている場合も少なくありません。最近でこそ、厚生労働省からも「むやみな抗生物質投与はやめましょう」と通達されていますが、少し前まで小児科や内科では、ウイルスで起こる風邪の際にも、細菌を殺す抗生物質が当然のように処方されていました。

風邪をひいても家で寝て治していた方は良いのですが、すぐに病院を受診していたような方は、抗生物質を繰り返し内服していた可能性があります。

腸内細菌叢の回復力は、元々の腸内環境の良し悪しにもより、回復までが長引く場合、抗生物質投与後、年単位で下痢を起こす人もいます。

◆胃酸抑制薬（プロトンポンプ阻害剤）の連用

逆流性食道炎で標準的に処方される薬剤ですが、それ以外にも「胃薬です」と簡単に処方されてきた強力な胃酸抑制薬です。少々胃が悪いくらいで飲むものではありません。前述のように胃酸は、不要な細菌や病原菌から腸内環境を守る、強酸性の海です。

◆食品添加物（乳化剤・人工甘味料など）

いずれも『ネイチャー』に掲載された論文ですが、アイスクリームをはじめとした食品に添加されている乳化剤（CMCとPS80）が腸内細菌に代謝されると、腸内細菌叢を保つために不可欠な腸壁の粘膜のバリア機能を低下させて腸炎を起こすこと、また、腸の炎症性疾患やメタボリック症候群が増えることとの関連を警告しています（＊4）。

また、サッカリンやスクラロース、アスパルテームといった人工甘味料が、腸内環境の乱れを引き起こして、耐糖能異常を引き起こすことも警告されています（＊5）。

◆食生活の乱れ

食生活は、本書の大切なポイントでもありますので、後ほどたっぷりお話ししますが、現代の食事は、自然状態からかけ離れ、全体性が持つ栄養素や作用を失っています。精製され、ある部分だけを抽出された、工業製品化した食品で溢れています。

また、滅菌・殺菌された加工食品、インスタント食品、カット野菜など、栄養学的にも乏しい「エサ」のような食品、さらに、環境負荷が甚大な現代型の農業や畜産製品は、人の土、地球の土、いずれにもダメージを与えます。

もちろん、一般的な話として、いわゆる西洋化された低食物繊維・高糖質・高脂質の食事もよくありませんが、栄養素だけの問題ではなく質も大切ですし、最近では、アメリカの西海岸などは大変なヘルシー志向ですので、むしろ日本人の方が乏しい食事内容だったりします。

◆感染性胃腸炎などの感染症

食生活に気をつけていても、感染性胃腸炎にやられて、それからずっと下痢が続いている、という不幸なケースもあります。このリカバリー力には遺伝的体質も関連するとされていますが、元々腸内環境が悪い人では、感染症にも弱く、リカバリー力も低下してしまいますから、普段から腸内環境の多様性を高めて、堅牢《けんろう》にしておくことが重要です。

◆ストレス

どんなに健康的な食生活をしていても、ストレスレベルが高ければ、無駄といっても過言ではありません。それくらい、ストレスは腸内環境に影響を与えます。

「結局ストレスか」と思われるかもしれませんが、ストレスは、人の恒常性を保ち、環境に最適化するために最重要の「自律神経」の働きを乱すのですから、超生命体の調和に危機をもたらすのです。

ストレスの原因は外的環境から襲ってきますが、それに対する感受性や反応は人それぞれです。その生命が命を宿してからの情報入力を踏まえて、どう処理するかの神経系のプログラミングには個人差が生まれ、出力される感情や思考、言葉や表情、行動が変わってきます。同じストレス状況下でも、けろっとして全く意に介さない人もいれば、すぐにお腹を壊してトイレに駆け込むなど、体調を崩す人もいます。

自分の意思とは関係なく、何らかの情報が感覚神経を通じて入力された時、潜在意識下にオートメーションで処理され、出力が起こりますから、全くのアウト・オブ・コントロールです。

このプログラムは、脳だけでなく、神経系、内分泌系、免疫系などを通して、身体、内臓、そして常在細菌叢などの全身のネットワークを全て巻き込んで形成される、統合的なプログラムです。人生を通して形成されうるものですが、特に、前述した胎児期から幼児期が重要で、生涯を通じて根深く影響を与えます。

私は、主に成人の生活習慣病を診ていた医師ですが、ストレスに反応しやすい人に「幼少期の家庭環境、ストレスフルではありませんでしたか？」と質問すると、「じつは……」と涙ながらのストーリーを聞く外来になることもしばしばです。

腸内細菌叢は、自律神経や内分泌、情報伝達物質などを通して、脳の中枢とインタラクティブに情報交換をしているため、乱れた腸内細菌叢を整えることで、ストレス耐性を高めることも不可能ではありません。

腸内細菌と心身の密談

ここからは、もう少し、腸内細菌叢と心身のネットワークの関係を掘り下げてみましょう。

腸内細菌叢や腸は、私たちの潜在意識、「自分とは何か」という自己意識、感情や性格、意欲、意思決定にまで影響しています。

その逆に、ストレスや潜在意識は、自律神経や内分泌などを介して、腸と腸内細菌叢に影響を与えています。

最近、「**腸脳相関**」という言葉をよく聞くと思います。第1章でも少し触れましたね。腸と脳は、前述した自律神経やホルモン分泌、生理活性物質などを通じて、24時間365日、そして毎瞬時、私たちが気づかないうちに、互いに密にコミュニケーションをしていることが明らかになっています。

腸内細菌叢も関連していますから、**腸内細菌叢‐腸‐脳軸**（**資料8**、頭文字をとって、MGB軸）とも呼ばれます。これらは、もはや独立した2つの臓器ではなく、一つのネットワークだと考えられています。

さらに、『ネイチャー』に発表された慶應義塾大学による最近の研究では、腸内環境の情報を集積・統合して脳に伝えるには、肝臓が重要なインフォメーションセンターの役割を果たしていることも分かっています。つまり、**腸内細菌叢‐腸‐肝‐脳相関**というわけです

資料8 「腸内細菌叢-腸-脳」のネットワーク

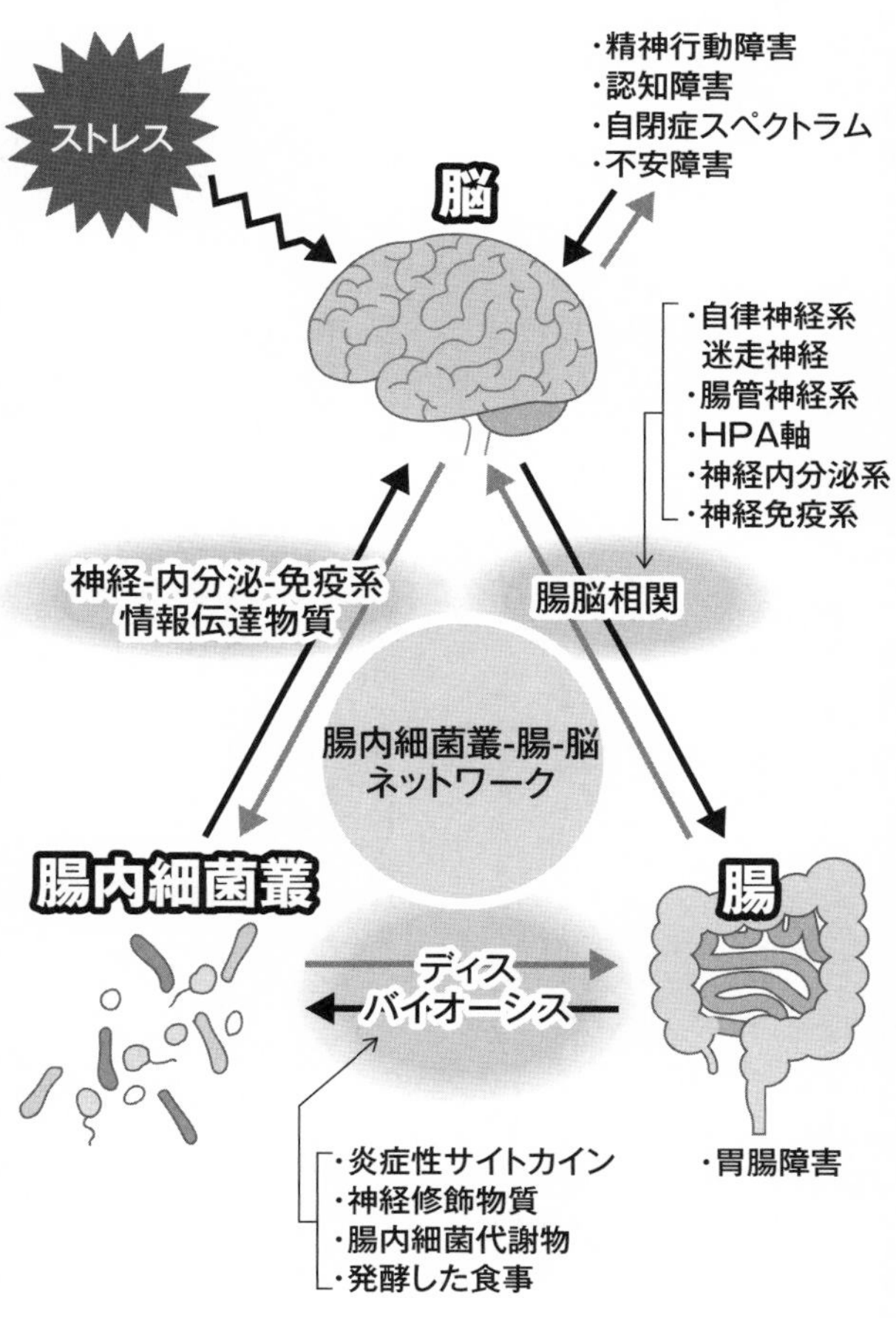

感じです。

（＊6）。ストレスや深酒など、肝臓に負担をかけている現代人には、痛いところを突かれた

そもそも、脳と全身の組織や臓器、細胞の一つ一つは、全体でネットワークを形成していますから、どの部分も全体性の中で重要な役割を果たしているのです（＊7）。

脳から腸へのルート①自律神経系――ストレスは幼少期からプログラミングされる

腸脳相関のうち、まず、脳から腸への影響から見てみましょう。

脳から腸へのルートの一つ目は、自律神経です。

「自律神経」という言葉についてのイメージは、ぼんやりとしているかもしれませんが、生命維持にとって最重要なシステムの一つです。その環境において「自己」を最適化し、生かすためのシステムです。内臓を含む全身を支配していて、胃腸の働きをコントロールするので、極めて重要です。

「**環境に最適化**」というのが結構なキモで、今いる環境が安全か危険か、という判断によって、モードが切り替わります。そして、その際の判断ミスは、このネットワークのプログラミングエラーによって起こってしまうのです。これはかなりよくあることですから、人はス

トレス障害に悩まされやすいのです。

自律神経の基本的な考え方としては、覚醒時や活動時には「交感神経」が優位になり、リラックスしている時や睡眠時には「副交感神経」が優位になるというものです。胃腸は、リラックスモードの際に機能して、ストレスがかかって交感神経モードになると動きが抑制されます。

２つの危機回避モード――「戦う・逃げる」か「凍りつき」か

野生動物にとっては、ライオンやチーターが突然襲ってくる状況こそがストレスで、危機回避のために、戦うか逃げるか（＝闘争・逃走モード）となり、交感神経が活発になります。

現代人にとっては、日々の妻の小言であったり、毎晩の夫のいびきの熱唱であったり、崩れそうな書類の山であったり、押し寄せるメールであったり、ハイスペックすぎて扱いきれぬ電子機器であったり……がストレスの素となります。これら全てが、ライオンやチーターの代わりに、自分の存在を脅かす危機として脳内で認定されるため、「まずい！　命を守らなければ！」という野性のアラートが鳴り響き、ストレスモードの身体にスイッチしてしまいます。

この交感神経系の危機回避モードでは、胃腸の動きは抑制されますから、食欲がなくなり、便秘傾向になります。これが、一般論としての自律神経による危機回避モードの話です。こじれていない人は、少々このモードになっても、また寝たり、気分転換をするなどして、もとに戻ることができます。

しかし、続きがあります。じつは、人の危機回避方法は、これだけではないことが分かってきました。ストレスが慢性化し、トラウマレベルにこじれた人の場合です。

それが「**凍《こお》りつきモード**」で、フリーズしてしまう状態です。副交感神経による危機回避です。

BBC制作の動物番組などで、敵に襲われるとフリーズする爬《は》虫類《ちゅうるい》を見たことがないでしょうか？　もしくは、死んだふりをするオポッサム（南北アメリカ大陸に生息する有袋《ゆうたい》類《るい》）の擬《ぎ》死《し》行動。

「闘争・逃走モード」は、環境と闘い、環境から逃げ、環境を変化させる力があります。それに対して、こちらの「凍りつきモード」の場合は、いよいよ逃げられない、どうしようもない、変えられない環境の中で生命を維持するには？　という苦肉の策で発動します。

「凍りつきモード」になると、むしろ胃腸を動かす副交感神経の働き（正確には背側《はいそく》迷走神経複合体の働き）が過剰になってしまいます。電車の中や重要な会議など、ちょっとした緊張のシーンですぐに下痢をする人は、まさにこのモード。現代人に多い過敏性腸症候群（IBS）です。

慢性的なストレスの蓄積や、毒親のもとに生まれ落ちるなど、逃げられない過酷な環境において、生命維持のためにこのモードが発動されると、心も身体も凍りつき、解離した状態になります。

この新しい自律神経の理論は、ステファン・W・ポージェス博士（米国の行動神経学者）によって提唱されているものです。さらにそれを補完し、拡大的な考察を行う津田真人《まひと》氏によると、現代は、「24時間戦えますか⁉」というスーパー交感神経モードの高度経済成長の「ストレスの時代」を通り越して、過労死やひきこもりが目を引く「凍りつきモード」の「**トラウマの時代**」であるとされています（＊8）。

意欲を失った若者や燃え尽き症候群が増加し、過敏性腸症候群や副腎疲労などの機能性身体症候群や発達障害、様々な心の病気が蔓延していますが、これらはまさに、ストレスを通り越し、自律神経のトラウマ的反応による現象と考えられています。腸内細菌叢や腸を含めた内臓と心のインタラクティブなつながりにより引き起こされた一連の症状のため、腸内細菌叢の乱れに関連するわけです。

ミレニアル世代、そしてさらに下のZ世代は、生まれた時からバブルが崩壊し、頑張っても埋まらない理不尽な格差がセットされ、人と人、人と自然とのつながりがなくなった孤独な社会環境から逃れることができません。さらに、虐待までの極端な例ではなくとも、毒親のもとに育つなど、幼少期にストレスを通り越してフリーズし、「どうせ無理」「頑張っても変わらない」「諦めよう」ということを、意思決定するまでもなく潜在意識に刻み込み、「凍りつきモード」で生きることになります。

怒るでもなく、悲しむでもなく、防衛反応として解離が起こるので、心を麻痺させて何も感じないようにすることで、自分を守ります。無気力・無感動で、主体性が全くない。『エヴァンゲリオン』のパイロットになる前の、碇《いかり》シンジくんは、まさにこの状態で、心が膠《こう》着《ちゃく》していますね。

この2つの危機回避モードの背景にあるのは、安心感の欠如です。「今のこの環境は、安心・安全である」。自律神経がそう判断して、安心・安全モードで稼働することが大切です。

安心できる環境の大切さ——腸内環境のバランスが保たれる

安心・安全な環境を脳が判断する基本的なプログラムの初期設定は、乳幼児期に、温かい母親の腕の中でおっぱいを吸うという究極の愛情関係の中で育まれます。つながっている安心感が、自律神経の指揮者役を育みます。もちろん、父親を含む家庭環境や社会環境も大いに影響します。

乳幼児期の初期設定をもとに、その後の社会でのあらゆる人間関係や環境への自己の最適化に応用していきますから、初期設定でエラーが発生してしまうと、その後の人生でもずっとエラーを起こしてしまうのです。

このために、**安心・安全な環境での、他者とのハートのつながりや触れ合いが必要です。**

安心・安全な状況では、自律神経の指揮者役（正確には、腹側《ふくそく》迷走神経複合体）がしっかりと働いて、環境に応じて最適なハーモニーを奏でることができます。

交響曲というよりも、イメージは、自律神経によるフリースタイルなジャズセッションです。この状態を、先ほどご紹介したポージェス博士、そしてそれに解釈を加えた津田真人氏は、**「愛と遊びのホメオスタティック・ダンス」**と呼んでいます。私はこの表現がとても好きです。

人を生存させるために備わる根源的なプログラムである自律神経の声に従えば、人生に必要なのはつまり、愛と遊びなのです。自律神経がこの状態を保っている際には、腸内細菌たちもバランスを保ち、平和な腸内環境が維持されます。

だからこそ、乳幼児期には十分な愛情関係を築いた上で、生物学者レイチェル・カーソンのいうところの「センス・オブ・ワンダー」、つまり、好奇心のままに未知なるものに触れるワクワクする冒険や体験をすることはとても大切です。大人も同様です。

「う〜ん、どっちも足りない！」そんな声が聞こえてきそうですが、大丈夫です。ほぼ全員が同じ状態でしょう。私たちがそんな状態だからこそ、現代的な病気が増え、社会は混乱し、地球環境は悲鳴を上げているのです。

つながりが分断された世界において、人と人、人と自然、人と地球、万物とのつながりを取り戻すことに、自然に備わる治癒力を発動させる鍵があるのだと思います。

本書の真の目的は、分断された世界の再接続により、子どもも大人も、センス・オブ・ワンダーを取り戻し、地球上のあらゆる生命と共に、愛と遊びのダンスを踊ることです。

脳から腸へのルート②内分泌系――腸内細菌もストレスの影響を受ける

脳から腸への第2のルート、内分泌系を見てみましょう。

これには、ホルモン分泌を司る視床下部（H）-下垂体（P）-副腎（A）の活性化が関連します。英語での頭文字をとって**HPA軸**といいます。

ストレスがかかると、脳の視床下部から分泌されるホルモンが下垂体を刺激、下垂体から分泌されるホルモンが副腎を刺激。そして、副腎からストレスホルモンであるコルチゾールや闘争ホルモンであるアドレナリンが分泌され、身体は内分泌的にもストレスモードに切り替わります。

じつは、腸内細菌は、これらのホルモンや自律神経の動きを敏感に感知します。そのため、腸内細菌叢のバランスにも変化が起こります。

ロシアの宇宙飛行士の研究があります。宇宙に行くことは、ロマンである反面、宇宙飛行士の心身に大変なストレスとなります（スペースXの宇宙旅行に当選なさった方は、それなりの覚悟で行かれるのがよろしいかと！）。

この研究では、まず、飛行の前段階から、細菌の数や種類に変化が始まり、飛行中は、乳酸菌の一種であるラクトバチルス属や、ビフィズス菌が減少し、代わりに食中毒を起こす菌の一種であるウェルシュ菌が増加していたと報告しています(＊9)。

このようにして、腸内細菌のバランスが病原性を発揮する方に傾くと、腸の防御壁が脆弱になり、余計なものが体内に侵入し、炎症細胞が暴れ始めます。

多くの場合、感染症や病気は、外からやってくる病原性微生物ではなく、普段共生している微生物が、アンバランスになった環境の中で増えすぎることで起こるのです。

しかし、腸内細菌の健全な多様性が維持されていれば、これを防ぐことができます(＊10)。

ちなみに、マウスの実験では、出生直後の母子の分離で、成長後のＨＰＡ軸の反応が増強することが分かっています(＊11)。逆に、授乳期の母性行動の強さ(マウスにおいては触れたり舐《な》めたりする行動)が、成長後のＨＰＡ軸の反応を弱めることも明らかになっています(＊12)。

人間においても、生育環境がＨＰＡ軸の反応性に長期的な影響を与えることが分かっていますが、一方で、幼少期に虐待された成人は、ストレスホルモン・コルチゾールの基礎値がむしろ低下していることも報告されています(＊13)。これはまさに副腎疲労状態で、先ほどの自律神経の理論でいえば、ストレスを通り越して、凍りつきモードとなっている状態を示しています。

愛着形成によって分泌される愛情ホルモン・オキシトシンは、視床下部に働きかけて、ストレスホルモン・コルチゾール分泌のもと、ＣＲＦ（副腎皮質刺激ホルモン放出ホルモン）の分泌を抑制し、ストレス反応を抑制します。したがって、愛着形成が十分にできなかった子どもは、オキシトシンレベルが低く、生涯ストレスに弱くなってしまうのです。そして、そのストレスは、腸内環境の乱れを引き起こします。

腸から脳へ——胃腸が弱っている人は、優柔不断で決断力がない

さて次に、ここまでとは逆の、腸から脳へのルートの方を見ていきましょう。

このルートは、感情や人格、意思決定、自己意識などに関連しています。

腸から脳に情報を伝える自律神経などの神経系、免疫系、腸内細菌によって生成される代謝物質が中枢神経に作用します。そのルート内に肝臓があり、正確に情報集積と統合・処理を行い、脳に伝えていることも分かっています。

日本には古来より、腹に関連した表現があります。「腹が立つ」「腸《はらわた》が煮えくり返る」「腹の虫がおさまらない」などは感情表現。「腹を据《す》える」「腹を決める」は、意思決定の表現です。

じつはこれらは全て、腸内細菌叢–腸–脳軸に関連しています。腸内環境が荒れると、心も荒れて感情に波風が立ちますし、胃腸が弱い人は、優柔不断で決断力がなかったりします。

英語では、「No guts, no glory（ガッツがなければ、栄光なし）」ということわざがありますが、元々、「gut」は、腸のことを意味します。良い腸なければ、栄光なし。たしかに「腹を決める」ことができない人は、仕事面でも成功するのが難しそうです。

さらに、英語では、**「直感」のことを**「**gut feeling**」といいます。「腸の感覚」です。たしかに、頭でっかちな思考よりも、直感の方がより本質をつかんでいることも多いですし、頭で理解するだけよりも**「腑《ふ》（内臓）に落ちる**」ことで、物事の本質を深く体得することができます。体得は、日本伝統の「道」のマスターの境地ですね。

道を極めた人は、頭ではなく身体知性を発揮して、直感で動くことができるため、人知を超えた技が発揮できるわけです。

私は、最近、七段の女性師範から合気道を習い始めました。小柄な先生に、アウターマッスルが強い男性がかかっても、びくともしません。合気道など様々な「○○道」で重視する下丹田。ここに重心が落ち、力が入ることで、全身が連動して、しなやかな強さを発揮します。しかし、お腹の調子が悪いと、この下丹田に全く力が入りません。

腸を整え、内臓感覚を研《と》ぎ澄ますことは、健康だけでなく、直感や心、そして確かな自己の中心性を養うことにもつながります。

内臓は、感情や意思決定を左右する

強い感情が起こることを「心が揺さぶられる」といいますが、私たちが感情を自覚する時には、身体的な変化が起こっていることを、誰もが自覚していると思います。

好きな人を目の前にした時の胸の高鳴りや、怖いものを見た時の鳥肌や、胃の締め付けなど、様々な身体的な変化を伴う感情があります。この時の身体や内臓の動きは、身体感覚や内臓感覚として脳に入力され、その後、逆に、同じ身体や内臓の動きが起きた時に、何かしらの感情が生まれるということです。

卵が先か、鶏が先か、という議論は昔からありますが、最近では、身体の反応が先で、その後、感情からさらに意思決定が生まれるという説が支持されています（＊14）。

一例をあげてみましょう。「知らない女性が目の前に現れた↓胸が高鳴った↓『好き！』↓声をかけよう」という反応です。

これは、「好き」と思ったから胸が高鳴るのではなく、過去に好きという感情と共に胸が高鳴ったという経験を記憶していて、知らない女性を見て胸が高鳴ったことで、その記憶と総合判定して、「好き」という感情が芽生え、さらに「声をかける」という意思決定にまで影響したということになります。

脳科学者のアントニオ・ダマシオが唱える「ソマティック・マーカー仮説」によると、脳内には身体マップがあり、過去の学習と経験に基づいて、その身体部分の反応に関連した感情を想起するとしています。

たとえば、過敏性腸症候群の場合には、過敏な腸の不穏な動きが内臓の感覚として脳にフィードバックされる時、「不安」という感情が想起されることになります。その感情は、身体イメージとして保管され、意思決定にも影響し、行動にも結びついています。

さらに、胃腸研究者でカリフォルニア大学ロサンゼルス校（ＵＣＬＡ）教授のエムラン・メイヤーは、腸内細菌叢もこのプロセスに一役買っているといいます。腸内細菌叢が産生する代謝物、つまり糞《ふん》を通して、中枢神経に影響を与えているとしています（これは後ほど詳しくお伝えします）。

腸は、じつは最大の面積を持つ感覚器官です。また腸は、第2章でお伝えしたとおり、常に外界と接している場所なので、外からの刺激をリアルタイムでインプットする必要があります。

腸には、びっしりと神経が張り巡らされています。入力・出力端子を合わせて「腸管神経系（ENS）」と呼ばれるこれらの神経系の細胞は、4億個から6億個と、脊髄《せきずい》の神経細胞の総数に匹敵するとされています（＊15）。

そのため、内臓感覚としての胃腸の動きや腸内細菌叢の状態は、膨大な情報として、常に脳の中枢コンピューターに入力されているのです。全く、無視できません。

「心身一如」――東洋の古典や、医学の祖ヒポクラテスに学ぶ

こうした、腸内細菌叢‐腸‐脳軸を含む、超生命体巨大ネットワークの異常が、心身の病気を作り出しているわけです。これらは切り離すことができません。

そもそも仏教では、「心身一如《しんしんいちによ》」と捉え、東洋の伝統医学もそれに基づいていました。少

し前までの西洋医学が、心と身体を分断してしまったわけですが、医学の開祖ヒポクラテスは、古代ギリシア時代にはすでに**「人は、身体と精神の統一体である」**と述べていました。

我々医師は、医学部入学時に、必ず「ヒポクラテスの誓い」（医師の倫理、任務などについての宣誓）を立てるわけですが、学生時代に習った医学の中身は、ずいぶんとその教えからかけ離れてしまっているわけです。

しかし、こうした古典の本質が、今ようやく、最新の科学によって再接続しつつあります。

腸内細菌と身体は、脳と相互に情報交換をしていますから、どの細部の異常も、脳と関連しないわけにはいきません。ここでやはり、卵が先か、鶏が先かという議論が出てくるわけですが、両方ともありうると考えた方が建設的です。

どんなに食を改善して土壌改良をしようとしても、脳があらゆる状況を「危機！」と誤認し、すぐにストレス反応が起こる場合は、身体に異常が起こり、腸内環境も一向に整いません。その逆に、食生活がめちゃくちゃで、土壌が悪く根腐れすれば、脳を含めた全身が枯れてしまい、心の状態も不安定になります。

本書は、土壌改良をメインのテーマとしていますので、多くはお伝えしませんが、脳→身体・腸内細菌のルートも重要です。

ごく一般的な生活習慣病の背景にも、一人ひとりの心の状態が反映されています。

たとえば、糖尿病の血糖値の上昇や、高血圧の血圧上昇の背景にも、ストレスへの過剰な反応があったりします。さらに、その原因に、自分でも気づかない心のクセや、潜在的な記憶などが関連していることがあっても、全く不思議なことではありません。

身体の反応を注意深く観察すると、こうした自分の心に気づくこともできます。ちょっとした肩こりや頭痛からさえも、芋づる式に自分の心が掘り出されてくることがあります。

筋肉の緊張は、自律神経により瞬時に起こりますから、いったいなぜ、この状況をストレスに感じて緊張しているのか？　という、自分への問いが生まれます。

病気は、人生にとってネガティブな出来事ですが、それを自己の学びに変えて克服する時、ポジティブに転換ができます。

そのため、私は、土壌改良と同時に、ストレスリリースや心理療法、心身を一つのネットワークとしてアプローチする様々なセラピーなどをお勧めしています。こうしたアプローチを取り入れているクリニックもありますが、保険診療内では何もできないため、自費診療ということになります。

ちなみに、私の勤務医時代には、窓口負担、たった数百円の保険診療の内科外来でも、一人1時間ほどのお悩み相談室のようになってしまうこともしばしばでした。そんなことをしていると、病院経営的には上がったりになってしまいますし、外来も回りません。保険診療内でできることは、本当に少ないということを痛感させられます。

ヒポクラテス大先生は本当に偉大です。先ほどの主張に加えて、「**全体としての自然を学ばずして、人体の本性について学ぶことはできない**」、そして、「**人は自然から遠ざかるほど病気に近づく**」とも述べています。

人は、環境と常に接続していますから、環境にも影響されます。

ですから、個人の心身を一体として最適化しても、まだ局所でしかなく、外的環境と再接続することでようやく、全体性へのアプローチが可能になります。最も身近な外的環境は、腸内環境で、食を通して、地球環境と連続しています。

そのため、本書では、大先生の教えに忠実に、人の心身を一つと捉えた上で、食という身近な習慣を媒介に、人と地球の土を再接続して、土を原因とした全体の病を回復していくことをお伝えしています。

壮大でおおげさに思われるかもしれませんが、自然界では起こらないあらゆる問題――現代人が悩む病や社会・環境の課題など――は全て、人が作り出した現象ですから、それを解決できるのもまた、人でしかないのです。

(2) 腸内細菌と心身の疾患の具体的な関連

ストレスに過敏な人の腸内細菌

ここからは、腸内細菌と心身の状態や疾患との関係について、少し具体的に取り上げていきます。

少しの緊張で胃腸が過敏反応する過敏性腸症候群の患者さんでは、腸内環境の乱れや腸管の異常な動きが内臓感覚として脳中枢に入力され、不安感や抑うつ感を増しているようです。

国内では、腸内フローラ検査サービス「Mykinso（マイキンソー）」を提供する株式会社サイキンソーが、腸内細菌組成とそれらが分泌する短鎖脂肪酸を解析し、「過敏性腸症候群」を判別する機械学習モデルの確立に成功し、応用が期待されています。1種類の菌の問題ではなく、多様性の低下や複数の菌種の特徴的な変化から、日本人の過敏性腸症候群に特徴的な細菌叢を割り出しています（＊16）（「Mykinso」については第5章で詳しくお伝えします）。

また、最近では、過敏性腸症候群の患者のうちの85％が、小腸の中で異常に菌が増殖してしまう「小腸内細菌異常増殖症（ＳＩＢＯ：シーボ）」の状態ではないかといわれています。

腸内といえども、小腸と大腸は役割が違い、小腸は主に栄養を消化吸収する場所です。大腸の菌が１００兆個なのに対して、小腸の菌はその１００分の１程度です。

小腸には小腸の環境に適した菌、大腸には大腸に適した菌と、適材適所に暮らしていますが、このＳＩＢＯの状態では、本来大腸にいるべき菌が小腸で異常に増えてしまうのです。そのため、食事を摂ると、小腸で水素ガスやメタンガスを発生して、異常にお腹がパンパンに張る症状と共に、下痢や便秘を起こしてしまいます。大腸で作られると身体に良いはずの短鎖脂肪酸ですが、小腸で作られるとお腹の不調の原因にもなりますから、やっかいです。

ＳＩＢＯの状態では、本来、腸に良いはずの食物繊維や発酵食品で、逆にお腹が張って症状が悪化してしまいますので、これらの除去食に切り替える必要があります。これは実践が難しいので、一度は消化器内科などで専門家に相談することをお勧めします。

腸内細菌のタイプは性格まで決める——サイコバイオティクス

脳に作用し、メンタルや認知機能などに効果を持つ有用菌を「サイコバイオティクス」といいます。

カリフォルニア大学ロサンゼルス校（ＵＣＬＡ）の研究は、腸内細菌が性格にまで影響を与えている可能性を示しました。腸内細菌のタイプのうち、バクテロイデス属菌が多いＢ型と、プレボテラ属菌が多いＰ型の違いは、明らかな性格の違いと記憶力の違いを生み、海馬の大きさにまで影響していたことが明らかになっています。

40人の女性を被験者に、ＭＲＩで脳スキャンを行いながら、各種の画像を見せ、感情の反応を確認しました。

すると、プレボテラ型（Ｐ型）の女性では、ネガティブな画像を見た時に、苦悩や不安などのネガティブな感情を強く感じたこと、また、感情の制御や短期記憶に関わる海馬などの領域が小さく、活動レベルが低いことなどが分かっています。

一方で、バクテロイデス型（B型）の女性では、ネガティブな画像を見せられても、ネガティブな感情を感じにくいこと、また、問題解決と情報処理を行う脳の領域である前頭葉と島皮質、そして記憶を保存する中枢である海馬もより大きく、活発に活動していたことなどが報告されています。

つまり、同じストレスフルな状況でも、P型はネガティブになり、苦悩や不安を抱えやすく、B型はネガティブに捉えないでいられるようです（＊17）。

残念ながら、私はP型で、まさにおっしゃるとおり、何かとネガティブな上に、記憶力も大変悪く、今朝のことすら忘れる代わりに未来のことをグルグル考えてしまいます。

ちなみに、これらはプレボテラ属菌のせいだけとはいえず、その他の腸内細菌も関連しています。ストレス回路・HPA軸の過活動なども関連していると思われます。

私も様々な腸内フローラ検査を受けてみましたが、読み解きが最も奥深い「腸内フローラ移植臨床研究会」の提供する腸内フローラ検査では、「ストレスを感じやすくグルグル思考が解決するまで眠れない」と、初見で見抜かれた次第です。

「腸内細菌のせい！」といいたいところですが、性格がこんなだから、腸内細菌がこのようになったとも考えられるのが、腸内細菌叢–腸–脳軸です。卵が先か、鶏が先か。

うつ病の人の腸内に多い菌とは――腸から気分を上げよ

２０１９年にベルギーで、これまでで最大規模となる１０００人以上を対象に行われた、うつ病と腸内細菌との関連性についての研究結果によると、うつ病と診断された人の腸内には、恒常的にコプロコッカス属とディアリスター属の２種類の腸内細菌の数が少ないことが分かりました（＊18）。

うつ病の人は、神経伝達物質の中でも、気分を安定させるセロトニンの分泌が少ないことが知られています。

腸内の菌の中には、セロトニンや、気分を上げるドーパミン、精神を落ち着けるＧＡＢＡなどを合成したり、脳内での合成を刺激できる種類の菌もあります。重症のうつ病患者の腸内細菌は、これらの合成能が低いと見られています。

腸内細菌や腸の細胞は、この他にも、たくさんの神経伝達物質やホルモンを分泌して、脳とのコミュニケーションのツールに使っています。

ちなみに、セロトニンの９割は腸内で作られるとはいえ、腸内で産生されたセロトニンが脳内に到達して作用するとはいえません。脳のバリア機能はとても堅牢なので、直接は作用できないものの、間接的に腸管神経系などに刺激を与えるなどして、脳にフィードバックし、脳内での神経伝達物質分泌を促しているのだろうと考えられています。

脳内で神経伝達物質を分泌するには、原材料であるタンパク質が、消化によってしっかりアミノ酸にまで分解されてから吸収されること、それから、酵素の活性に不可欠なビタミンＢ群や鉄・マグネシウムなどのミネラルが不可欠です。

消化管の機能が低下し、腸内環境が悪化すると、これらの吸収が低下してしまいます。ですから、消化管の機能、土壌改良がとても大切です。

また、乳酸菌やビフィズス菌が少ないタイプの人も、うつ病リスクが高いことが明らかになっています（＊19）。さらに、酪酸菌の分泌する酪酸には、抗うつ作用も確認されています（＊20）。食事の改善や、有用な常在細菌の補給や育成の効果が、大いに期待されているのです。

いずれにしても、腸と脳は毎日、毎瞬間、非常に仲良くコミュニケーションをとり合っているのは紛れもない事実で、腸内細菌叢がメンタルに影響することはすでによく知られています。

発達障害と腸内細菌のアンバランス

発達障害の子どもには消化器症状を伴うことが多く、また、消化器症状を伴う子どもほど、重たい症状を持つことが分かっています。

発達障害の原因の一つとして、ディスバイオーシス（腸内細菌叢のバランス失調）があります。

生まれてから早い段階で定着する細菌叢のアンバランスは、脳の発達にまで影響を及ぼします。発達障害では、腸の中でカンジダ菌や毒素を産生するタイプのクロストリジウム菌が増えている一方で、ビフィズス菌が減少していることが分かっています（＊21）。

乳児では、母乳栄養で育つことで腸内のビフィズス菌が自然に増えますが、不十分な例では、プロバイオティクス食品として、生きたビフィズス菌を補う必要もあります。

母乳には複数のオリゴ糖が入っており、これがビフィズス菌を増やすことが分かっており、最近の粉ミルクにはオリゴ糖がブレンドされ始めています。

カンジダ菌は、少量存在する限りは大人しい常在微生物で、酵母カビの一種です。甘いものが大好きなので、親が甘いものを与えすぎることでも簡単に増えてしまいます。

丸っこくてかわいらしい「酵母型」という形から、「浸潤型《しんじゅんがた》」という尖《とが》った形になると、腸の壁に根を張り、堅牢な腸壁のバリアを傷つけます。

腸が漏れやすくなるリーキーガット症候群になると、アレルギー物質や化学物質など、本来は防御壁を突破できないものが体内に入りやすくなり、全身の炎症を焚《た》きつけます。

カンジダ菌が分泌する代謝物は、ミトコンドリアのエネルギー代謝を阻害します。また「メチル化」という重要な働きを阻害すると、遺伝子の調整、解毒、神経伝達物質の合成、免疫機能、神経細胞の保護など、様々な重要な働きをブロックしてしまいます。

発達障害のグレーゾーンを疑われてしまうお子さんたちの中には、お菓子や袋詰めのパンだけを毎日与えられている子もいます。食生活の改善に取り組めば、改善するケースも多くあります。「病気」というよりも、食生活のマズさによる精神状態の不調といった方が良いケースもあります。

また、毒素を作るタイプのクロストリジウム菌は、神経を過敏にする神経毒を作り出し、自閉症、ADHD、チック症、強迫神経症などを引き起こす可能性があります。

これらの細菌が増えているかどうかの診断は、アメリカのグレートプレインズラボラトリーに郵送する尿の有機酸検査で確認可能です。日本でも一部のクリニックにおいて、自費検査で行われています。

また腸内細菌の中には、精神を落ち着ける神経伝達物質であるGABAを分泌する種類もあります。乳酸菌とビフィズス菌に分類される2種類が見つかっています。

GABAとは、カカオや発芽玄米などにも含まれている物質で、脳の中で分泌されると、精神の興奮を鎮めてリラックスさせる効果があります。この種の腸内細菌が少ない子どもは、行動の異常や自閉症などになりやすいことが分かっています。

神経変性疾患（パーキンソン病・認知症）は、腸の異常で起こる

酪酸は、うつ病だけでなく、脳に関わる神経疾患の多くに関与しており、「脳の治療薬になる可能性を持っている」と期待されています。アルツハイマー病、パーキンソン病などの神経変性疾患や、自閉症、精神疾患などの予防や改善の可能性があるとされています。

酪酸が働くメカニズムとしては、神経を保護したり、神経の成長を助ける脳由来神経栄養因子（ＢＤＮＦ）を増やすこと、また、脳の炎症を鎮めることなどが考えられています（＊22）。

パーキンソン病は、中脳の黒質にあるドーパミン産生細胞に、レビー小体と呼ばれるα－シヌクレイン凝集体《ぎょうしゅうたい》が異常凝集することによって引き起こされます。最近、その原因が、脳からではなく、腸からではないかと考えられるようになっています。

じつは以前から、パーキンソン病では、発症する20年前くらいから便秘が先行して始まることが知られています。また、手術によって、腸と脳をつなぐ迷走神経を切断することで、パーキンソン病になりにくくなることが分かっていました（＊23）。実際に私が受け持った患者さんたちも、みなさん頑固な便秘でした。

名古屋大学を中心にした研究チームによると、パーキンソン病患者の腸内細菌叢では、「痩せ菌」といわれるアッカーマンシア菌の増加と、酪酸産生菌であるフィーカリバクテリウムとロゼブリアの減少がありました。

アッカーマンシア菌の増加によって、腸の粘液層が分解され、腸管壁の透過性が上昇し、腸管神経系が酸化ストレスにさらされること、そして、腸管壁透過性の上昇が、パーキンソンの原因物質であるα－シヌクレインが腸管神経系に蓄積し、パーキンソン病の発症や進行につながる可能性、また、酪酸菌の減少により脳の炎症を抑制できなくなる可能性が考えられています（＊24）。

前述のように、アッカーマンシア菌といえば「痩せ菌」として有名で、「善玉菌」と呼ばれていますが、すでにここまでに何度も述べていますように、特定のスターだけが幅を利かせるのは異常な社会です。

認知症の中にも、レビー小体が溜まるレビー小体型認知症という種類があり、パーキンソン病と合わせて「レビー小体病」と呼ばれます。

こちらも、発症の10～20年以上前から便秘が始まり、パーキンソン病のような運動失調を示し、幻視など特殊な症状を起こすタイプの認知症ですが、どうも、同じく腸由来ではないかと見なされ研究されるようになりました。

その他の認知症についても、腸内細菌のバランスの変化が見られています。

国立長寿医療研究センターの研究によると、認知症の患者の腸内には、認知症のない高齢者に多いバクテロイデス属菌が少なく、種類が分からないその他の菌が増えていたとのこと。

また、アンモニアやインドールなど、腸内の腐敗菌が分泌する便の悪臭の素も増えていたことが分かったとのことです（＊25）。腸内細菌のアンバランスが先か、認知症が先かについては分かっておらず、これについての結論はもう少し先になりそうです。

また、認知症の中でも、特にアルツハイマー型認知症の場合には、脳の慢性炎症が関わっていることが最近分かってきています。脳内で起きる冷戦です。

脳は、言わずもがな、人間にとって非常に重要な臓器です。ですから、血液脳関門という非常に厳重な関所が設けられていて、この厳重さたるや、腸の防御壁の比ではなく、ほとんどが通過を許可されないといっても過言ではありません。

ところが、アルツハイマー型認知症では、脳内に歯周病菌の一種であるジンジバリス菌が検出され、歯周病の重症度と認知症の重症度が相関することが報告されています。

アルツハイマー型認知症の脳に特徴的に見られるアミロイドβというタンパク質は、これまで、認知症を引き起こす悪玉物質だと考えられてきましたが、最近では、脳内で天然の抗菌物質として働き、侵入した菌を捕捉しているのだと考えられ始めています（＊26）。

歯周病菌が、重症の全身疾患を引き起こす

「腸活してます！」と目を輝かせるみなさんも、口腔内については無頓着であることがほとんどで、とにかく日本人は口腔ケアができていません。歯磨きだけしていればＯＫ！　ではないのです。

口の中にも約８００種類、ケアができている人で１０００億〜２０００億個以上の菌が暮らしています。そのほとんどは共生菌であり、問題にならないのですが、ケアを怠っていると、治安が乱れてきます。菌の数は、４０００億〜６０００億個にも増え、大人しくしていた歯周病菌が急に本性を現して暴れ始めます。

特にまずいのが、３種類の歯周病菌が組織する「レッドコンプレックス」と呼ばれる赤い連合軍です。

名前からして関わったらまずい気がしますね。そのリーダーとして君臨しているのが、先ほども登場した吸血菌・ジンジバリス菌です。

歯間ケアをしっかり行わず、歯垢《しこう》を磨き残してしまい、深い歯周ポケットができると、ジンジバリス菌の暮らしやすい低酸素の環境ができあがります。特に、血を見ると豹変《ひょうへん》する吸血鬼のような菌なので、歯肉から出血する人は要注意です。

口の粘膜細胞の防御壁をやすやすと突破して体内に侵入し、血液に乗って全身を駆け巡り、多くの全身疾患の原因になります。

動脈硬化の原因も、じつは歯周病菌。高血圧、脳梗塞《のうこうそく》や心筋梗塞、そして動脈瘤《どうみゃくりゅう》を引き起こします。糖尿病と歯周病は、双方向のリスクとなりますので、糖尿病の方は歯周病が悪化しやすく、また歯周病があると血糖値も上がりやすくなります。

また、女性においては、流産や早産の原因にもなります。じつは女性ホルモンは、ある種の歯周病菌を活発にしやすく、妊娠後期には特に歯周病のリスクが高まります。

そして、前述のとおり、アルツハイマー型認知症にもジンジバリス菌が関わっています。

ジンジバリス菌などの歯周病菌は、ザリガニ臭やドブ臭とも称される強い口臭の原因になります。通常は、小さい頃に親から感染するものですが、ジンジバリス菌に関しては、成人してからキスでも感染します。

ですから、自分の口が悪臭を放っていたら、パートナーにも感染してしまい、臭いカップルといわれてしまうかもしれません！　ぜひ、今日から口腔ケアを2人で始めましょう。

歯磨きだけでは、歯垢の6割しか落ちません。食後のデンタルフロスや歯間ブラシでの歯間ケアを組み合わせて、ようやく8割。水流洗浄機を使って高圧でポケットを洗い流して、ようやく9割。残り1割は、必ず歯科の定期検診とクリーニングが必要です。

さらに詳しくお知りになりたい方は、拙著『日本人はなぜ臭いと言われるのか——体臭と口臭の科学』（光文社新書）を参考にしてください。

がんを抑制する腸内細菌と、促進する歯周病菌

もはや日本人の2人に一人ががんになる時代。生活習慣病の一種でもあるがんの予防に欠かせないのも、常在細菌です。ここにも、その原因に歯周病菌が関連しています。

2019年1月、慶應義塾大学と理化学研究所の研究チームが、がんや病原性細菌と闘う力を高める11種類の腸内細菌を発見したとする論文が、『ネイチャー』オンライン版に掲載されました（＊27）。がん細胞を抑制する働きのあるT細胞の一種を活性化する11種類の腸内細菌を同定し、これをマウスに投与したところ、がんや病原性細菌と闘う免疫応答が強化されたとのことです。

まだまだマウスの実験段階ですが、今後の予防・治療への応用が大いに期待されています。

その逆に、がんを促進する細菌についても、報告されています。

まず一つ目は、強い口臭を引き起こす歯周病菌であるフソバクテリウム属菌の一種、フソバクテリウム・ヌクレアタム。これが口の中から消化管に落ちて増殖すると、炎症を引き起こし、食道がんや大腸がんを誘発することが分かっています。大腸がんの組織から、正常な数値の415倍もの菌が検出されたとの報告もあります（＊28）。

また、フソバクテリウム・バリウムという別の種の歯周病菌や、クレブシエラ・ニューモニエなどの口腔内常在菌が腸内で増えると、腸の炎症性疾患である潰瘍性大腸炎を引き起こす可能性も指摘されています（＊29）。

腸内フローラ検査をしていて、これらの口腔内細菌が優勢になっているケースをたまに見かけますが、私が経験したリスキーな増え方をしている症例に共通していたのは、前にも取り上げた2つの薬剤でした。「抗生物質」と「胃酸抑制薬（プロトンポンプ阻害薬）」です。

抗生物質が良くないのは当然として、胃酸抑制薬が腸内細菌のバランスを乱す理由は、胃酸は、腸内に侵入者を入れないための天然の殺菌プールのようなものなので、分泌されなくなってしまうと、簡単に侵入者を受け入れてしまうことになるからです。前にも少し触れましたね。歯周病菌も、腸にとっては侵入者なのです。

このタイプの胃薬は、投与を慎重にしようという声が上がっている一方で、まだまだ日常的に漫然と処方されているのが実情です。全ての医師が、全ての情報に明るいわけではありませんから、自分たちが賢明になるのが一番の防御と思います。

大腸がんの進行に関わる細菌の存在

さらには、２０１９年６月、科学雑誌『ネイチャーメディシン』に、大阪大学大学院の谷《や》内田真一《ちだしんいち》教授らの研究チームが、大腸がんの発症から進行がんにいたる過程の腸内環境の変化について発表しました（＊30）。

大腸がんは、大腸腺腫の段階から、ごく初期の粘膜内がん、早期がん、進行がんと進行していくのですが、各ステージに関わる菌の種類や代謝の変化が同定されたのです。

この他、重要な有用菌であるビフィズス菌や酪酸菌は、減少することが分かっています。腸内のこれらの常在細菌の好物であるプレバイオティクス食品を日々摂らないと、数が減ってしまいます。

この発見を応用すれば、大腸がんの早期発見に役立つだけでなく、がんを発症しやすい腸内環境を、食生活などで改善する予防医療にも応用できると期待されています。

これまで、大腸がんの発症には、食物繊維が少なく、肉と油が多い欧米型の食事が関連するとされてきましたが、食事によって変化するのが、腸内細菌のバランスです。腸内が腐敗に傾き、腸の中に慢性的な炎症が起きることが、細胞のがん化を引き起こしてしまうのです。腸内環境改善は、がんの予防にも役立てられるのです。

高すぎる免疫を腸から抑える——アレルギー・免疫疾患

免疫といえば、「高めれば良い」と思いがちですが、じつはそうとばかりはいえません。免疫は、体内に侵入した外敵や異物を攻撃する働きですが、その攻撃が行きすぎると、安全な食べ物などを攻撃することでアレルギーを、自分の細胞まで攻撃することで自己免疫疾患を、そして、新型コロナウイルス感染症の重症化をも引き起こします。

新型コロナウイルス感染症では、免疫力が高いはずの基礎疾患のない若年者での重症化が報告されており、その一つのメカニズムが、**免疫の暴走による「サイトカインストーム」です。**サイトカインとは、免疫細胞が感染細胞を攻撃する時に使うマシンガンのようなものですが、いわゆる乱射状態になるために、健康な自分の細胞も攻撃してしまいます。そのため、免疫細胞が働いている「炎症状態」は、必要な働きである反面、身体にとっても内乱のような状態であり、健康的とはいえないのです。

サイトカインストームとは、そのサイトカインというマシンガンが、嵐のように全身で乱射されるほどに、免疫細胞の制御が利かなくなった状態です。そのため、多臓器不全となり、ＩＣＵでの治療が必要なほど重症化してしまいます（＊31）。


花粉症やアトピー性皮膚炎などのアレルギー疾患や、自己免疫疾患のように、免疫細胞が暴走する病気こそ、腸内環境に原因の一端を疑ってみるべきです。

以前から、「衛生的すぎる環境で育つと、感染症を起こさない代わりにアレルギーが起きやすい。小さい頃から細菌やウイルス、寄生虫などの適度な微生物にさらされる、適度に不衛生な環境が、これらの病気の予防につながるかもしれない」という有名な「衛生仮説」がありました。

こうした病気はたしかに、先進国や急激に発展している開発国に増えています。都市の衛生化によって感染症が減っている一方で、これらの疾患が増えているといえます。

成人してから不潔にしても、時すでに遅し。定着する常在細菌の種類が決まり、免疫が育つ赤ちゃんの頃の環境が大切であることが分かってきました。

先にも述べましたように、人は、母親の膣を通って生まれる際に、膣内の乳酸菌を口に飲み込み、皮膚に纏《まと》い、ひとまずの共生菌をもらいます。生まれてからも、母乳や母親の皮膚、唾液などから菌をもらい、さらにいろいろなものを口に運んで舐め回すことで、環境の菌を消化管の中に取り込んでいきます。

この時に、たくさんの種類の微生物に触れ、まるでジャングルのように多種多様な細菌が定着し、共生関係を築くダイバーシティが形成されることが、最も健康的な良い腸内環境と考えられています。

そして、ある程度の病原性微生物にも触れて感染症を適度に起こすことで、免疫細胞が育ち、バランスの良い免疫機能が備わってきます。

腸内の常在細菌が少ないと、アレルギーを引き起こすｉＮＫＴ細胞という免疫細胞が暴走する一方、常在細菌が多いと、ｉＮＫＴ細胞は減ることも分かっています（＊32）。

常在細菌の多様性が失われかねない状況——新型コロナ

このことをよく知っている細菌学者が子どもを持つと、あえて、人よりもたくさんの菌を持っているペットを飼ったり、土に触れさせたりして、多様な菌に触れさせようとします。

一方で、清潔が行き届いた先進国では、赤ちゃんの頃から殺菌された加工食品を摂り、抗菌された壁紙や絨毯に囲まれ、さらに母親によって、なるべく「ばい菌」に触れないようにと、除菌された環境に隔離されながら育ちます。

新型コロナウイルスへの対策で、あらゆる環境が殺菌消毒される今、子どもたちが多様な微生物に触れる機会が激減しています。今後も、世界的にこの対策は継続されるでしょう。

これによって、腸内を含む常在細菌の多様性、環境に共生する微生物の多様性が失われることで、今後、感染症の代わりに免疫の暴走による疾患が増える可能性も否定できません。

それを補うため、**食による健康的な微生物との触れ合い、また、自然の山や海、自然な農法の畑や田んぼなどで土に触れる機会がますます重要になってくるでしょう。**

免疫寛容の賢者を育てる酪酸菌

免疫といえば、「攻撃」というイメージですが、「抑制」も大切です。

じつは、免疫細胞の一種には、自分という共和国の平和と秩序を維持する教育係のような存在がいます。**Tレグ（制御性T細胞）といわれる賢者です。**血気盛んな兵隊たちに、「もう十分。そのくらいにしておきなさい」という賢者の一声が必要なのです。

さらに賢者は、外側から入ってくるものについて、「これは、共和国の平和にとって必要なものだから、攻撃しなくて良い」という免罪符を渡す役割もしています。これを「免疫寛容」といいます。免疫細胞が、寛容な心で、他者を自分の世界に受け入れるのです。

たとえば、子どもの頃、いろいろな食品にアレルギーがあった人でも、少しずつ食べているうちに何でも食べられるようになってきます。これが、賢者による免罪符の働き、免疫寛容が働いた状態です。

共生菌が人と一緒に暮らすことができるのも、免罪符を与えられているからです。

この賢者を育てるのが、腸内でもとりわけ重要な細菌である、酪酸菌です。ここまでにも何度か登場していますね。ビフィズス菌や乳酸菌と並び、とても重要な有用菌の一種ですから、必ず押さえておきましょう。

酪酸菌は、誰のお腹の中にもいる有用菌ですから、これを育てるエサを食べれば、すくすく育ちます。それが、プレバイオティクス。第5章で詳しくご説明しましょう。

肝臓は腸の情報を脳に伝えるインフォメーションセンター

さらに、Ｔレグを制御するには、酪酸菌だけでなく、肝臓を介した自律神経の働きが重要だということが分かってきました。

これは、98頁でも少し触れた、２０２０年の慶應義塾大学の研究です。腸脳相関を結ぶ、肝臓の素晴らしい働きが解明されました。

肝臓は、８メートルにもなる腸管内の情報を、正確に集積・統合し、誤作動なく脳へ伝えるインフォメーションセンターとして機能します。さらに、その情報が一瞬で脳で処理され、その時々の腸内環境の状況に応じた適切な指令が、今度は、脳から腸へ自律神経の反射によってフィードバックされることが分かりました。

この時、腸内環境の状況に応じて、Ｔレグの動きを制御します。

そもそもの働きとして、腸から吸収された栄養は、まず、肝臓に運ばれます。肝臓は、栄養を蓄えたり、全身で使える様々な道具を作ったりすると同時に、食事と共に入ってきた環境毒素や腸内で発生した毒物や毒ガスを無毒化・無臭化する重要な臓器です。

さらに今回、血液だけでなく、自律神経を介して、腸内環境の情報も集積し、脳に伝えているということが分かったのです。肝臓の冷静な情報処理がなければ、身体は機能しません。

マウスの実験では、肝臓から脳に情報入力をする自律神経を遮断したところ、過剰な炎症を抑えるTレグが顕著に減少して、腸の炎症が悪化したとされています。

ストレス性の病気に、アレルギーや自己免疫疾患などの免疫異常を伴うことはよくあります。

寄生虫の存在が免疫に効く⁉

アレルギーや自己免疫疾患の増加については、人の腸内に寄生虫がいなくなったことも、その一因といわれています。

日本では、戦前には肥溜《こえだ》めがあり、糞尿を発酵させた肥料をまいて、畑で作物を作っていましたから、サナダムシやギョウ虫などの寄生虫を多くの人が持っていました。これらが腸内にいると、アレルギー反応を抑える物質を適度に出してくれるのです。

こうした寄生虫がいなくなったことで仕事を失った免疫細胞が、食べ物や環境から入ってくるもの、さらには自分自身に対して、攻撃を仕掛けるようになったと考えられています。

たとえば、２０２０年の理化学研究所と群馬大学らの共同研究チームの研究では、先進国に増加している自己免疫疾患である1型糖尿病の発症を、寄生虫の感染によって抑制するメカニズムを明らかにしています（＊33）。

マウスの腸内に線虫を感染させることで、線虫が分泌する糖・トレハロースが、腸内細菌の一種であるルミノコッカス属菌を増やし、この腸内細菌が、免疫のなだめ役であるTレグを誘導することで、攻撃部隊である免疫細胞による膵臓の破壊を抑制したとのことです。

この研究は、衛生仮説の裏付けに当たることでも注目されています。

また、1型糖尿病患者では、血液中のTレグが減少していること、さらに、腸内ではルミノコッカス属菌が少ないことも報告されています。

Tレグを増やす細菌の代表としては、先ほどもご紹介した酪酸菌もいますが、いずれにしても、エサでしっかり育成することです。

以前は日本人の腸内に多いとされていたルミノコッカス属菌ですが、腸内フローラ検査大手の株式会社サイキンソーの調べでは、日本人1823名中、ルミノコッカス属菌をメインにした腸内細菌型を持つ人は、たった0・9％とのことです。

私自身が検査した方々でも、この細菌の割合が腸内フローラ全体の0〜1％未満と、ほとんどいない人も多い印象です。

こうした変化は、食生活の欧米化による変化と考えられてきましたが、実際には寄生虫感染の減少とも関連があるかもしれません。

最近は、オーガニック野菜がブームになり、ギョウ虫などの寄生虫感染が少しずつ増えているようです。私の仲の良い編集者さんのお宅では、息子さんが「お尻から変なものが出てる！」と叫び、この筋の研究で第一人者の故・藤田紘一郎先生を受診したところ、サナダムシが見つかったという話を聞きました。さすがにサナダムシは大きすぎて恐怖な気もしますが。

あえて体内で飼う気にはなれない！　という方がほとんどでしょうが、すでに、豚鞭虫《ぶたべんちゅう》という寄生虫をカプセル化して内服することで、自己免疫疾患を治療しようとする試みは行われています。ドイツやアメリカではすでに臨床応用されていますし、タイではサプリメントとして販売までされています。日本でも慈恵会医科大学で、潰瘍性大腸炎やクローン病、皮膚の難病である尋常性乾癬《かんせん》などを対象に研究が行われています。

人類が誕生してからほとんどの期間、我々は寄生虫とも一緒に暮らしていたわけですから、「寄生虫は、汚い！」という固定観念を持つと、寄生虫に失礼かもしれませんね。

一方で、身近でありながら、人を操る寄生虫がいるのも事実です。先進国でも多くの人が感染する猫のフンや生焼けの肉から感染するトキソプラズマ原虫は、先進国でも多くの人が感染している寄生虫です。自身もトキソプラズマに感染していたチェコの研究者ヤロスラフ・フレグルは、感染は行動にも影響し、運動神経は鈍くなるものの、恐怖や不安が鈍り、行動が大胆になるため、事故率が高まると報告しています（＊34）。

さらに、デンマークの4万人以上を対象にした調査で、トキソプラズマに感染した女性は、感染していない女性と比べて、自殺を試みる割合が1・5倍高く、抗体レベルが高いほど、自殺リスクも高まるとしています（＊35）。

寄生虫のハリガネムシは、カマキリやコオロギに寄生しますが、繁殖のために彼らを操って入水自殺させることで知られています。トキソプラズマ原虫にも思惑があるのかもしれません。このトキソプラズマによるマインドコントロールを提唱したヤロスラフ・フレグル博士は、当初はマッドサイエンティスト扱いでしたが、別の研究者によるその後の研究で、脳でのGABA分泌などに影響すること（＊36）などが明らかになり、どうやらもっともらしいと日の目を見ることになりました。

寄生虫を含めて、微生物との共生は、決してユートピアではありませんが、それぞれの思惑と利害関係の中で「うまいことやっている」のが自然界です。

寄生虫の研究者の多くは、並々ならぬ寄生虫愛を持つがゆえに、世間一般的には「変人」扱いされがちですが、偏見を持たずに生物を愛する生態系の守り人であろうと思います。

感染症防御にも腸内環境が大切

免疫の暴走を止めるだけでなく、免疫を適切に働かせて感染症を防御するにも、腸内環境がとても大切です。

人を含む哺乳類の身体で、病原性微生物との最大の接点は、「粘膜」です。喉・鼻・気道・消化器・泌尿器・生殖器・目などを含めて、粘膜は全身で400㎡（テニスコート約1・5面分）もの広い面積があります。これは、皮膚表面の200倍です。

コロナ対策としても、ここの守りを固めたいわけです。

第2章で述べたように、粘膜では上皮細胞が防御壁となり、その外側を常在細菌がびっしりと覆い、外敵の侵入を許さないようにしているわけですが、粘膜にはもう一つの立役者がいます。それが、抗体「**IgA**（**免疫グロブリンA**）」です。

抗体とは、侵入しようとする病原体にくっついて、無力化する免疫物質です。IgAは、特定のウイルスや細菌だけに反応するのではなく、様々な種類の病原体に、割と幅広く反応できる守備範囲の広さが特徴です。

ですから、たとえば、インフルエンザウイルスや新型コロナウイルスの型が変異しても、ある程度カバーができるのです。

じつは、全身の粘膜でのIgAの分泌には、2パターンあります。病原体にさらされた局所の粘膜でIgAが分泌される場合だけでなく、腸管を通じて全身で分泌される場合があり、IgAをしっかり作るためには、腸内細菌と腸の周りの免疫細胞の協力関係が欠かせないのです（＊37）。

食事によって常に外来の病原体や刺激にさらされる腸管は、人の身体にとっては最も防御が必要な最前線です。そのため、腸管には、身体の中で最大の規模の免疫器官が配置されており、「免疫の要《かなめ》は腸」といわれています。

腸管の防御壁の中には、免疫細胞が常に待機している見張り小屋「パイエル板」がありますす。ここで病原体が感知されると、集結している主要な免疫細胞（樹状細胞、T細胞、B細胞）の連携によって、IgAが作られます。

腸だけにＩｇＡを分泌するのではなく、パイエル板で刺激を受けた免疫細胞（Ｂ細胞）が、リンパ管に乗って全身の粘膜に配備され、そこでＩｇＡを分泌する免疫細胞にトランスフォーミングして、ＩｇＡを量産して防御を固めます（＊38）。

ＩｇＡ分泌に重要な役割を果たしているのが腸内細菌で、セグメント細菌、バクテロイデス属菌、それから乳酸菌やビフィズス菌など各種の共生菌が、この役割を果たしていることが研究されています。

防御壁の外を守る常在細菌と内側を守る免疫細胞は、常に協力関係にあるということなのです。

代謝をコントロールする常在細菌——糖尿病・肥満との関係

腸内細菌は、生活習慣病にも大いに関わっています。

腸内や口腔内の環境が乱れて慢性炎症が起きると、防御壁の守りが脆弱になり、体内に入ってはいけない細菌が侵入します。すると、免疫細胞は「敵が来た！」と暴れて炎症を起こしますが、これによって、血糖値を下げるホルモンであるインスリンの働きが悪くなり、血糖値を悪化させます。

これが、インスリンが効きづらくなる「インスリン抵抗性」と呼ばれる状態です（＊39）。

２型糖尿病のリスクが同じようにある人でも、口腔ケアがしっかりできているか否か、また腸内環境の良し悪しによって、血糖値の状態が変わってきます。

またその逆に、２型糖尿病患者において、乳酸菌類をしっかりと日常的に摂取することで腸内環境が回復すると、防御壁が強化されて、血液中に侵入する細菌の量が減少し、慢性炎症が改善することも分かっています（＊40）。

肥満にも、常在細菌の働きが関わっています。「同じものを食べているのに、どうしてあの人ってあんなにスリムなの⁉」と羨ましく思うことってありますよね。逆に、「ほとんど食べていないのに、どうしてこんなにすぐ太るのだろう」という場合も。

また遺伝子検査で、「痩せ型」遺伝子を持っている人が肥満であったり、「肥満」遺伝子を持っている人が痩せていたりすることはよくあります。

この要因の一つが、腸内細菌にあると考えられます。

腸内細菌の種類によって、食べ物からどんなエネルギーを抽出できるかは変わってきます。

そのため、同じ食べ物を食べても、人によって、糖などのエネルギー源を多く吸収してしまう人がいるのです。

痩せ菌といわれるのが、酪酸菌やアッカーマンシア菌です。

アッカーマンシア菌は、肥満や2型糖尿病の人に少ないのですが、アッカーマンシア・ムシニフィラをサプリメントで3カ月間投与したところ、プラセボを摂取した人に比べ体重が減少した他、総コレステロール値やインスリン感受性も改善したと報告されています（＊41）。増えすぎても良いわけではないことは、パーキンソン病の項目（126頁）でお伝えしましたね。

アッカーマンシア菌は、保有する人と保有しない人がいますが、酪酸菌はほとんどの人の腸内に常在していますので、こちらはエサを与えて増やすことは可能です。彼らの大好物は、海藻類やりんごやプルーン、こんにゃく、ゴボウ、納豆などに含まれる水溶性食物繊維です。

これらを食べることで菌が作り出す短鎖脂肪酸が鍵になります。

短鎖脂肪酸は、エネルギー源になる一方で、脂肪細胞に脂肪が取り込まれて肥大化するのを抑え、さらには、脳に直接作用して食欲も抑え、交感神経を刺激して代謝を高めることで、総合的にスリムを維持する方に働きます。

皮膚も常在細菌に守られている――殺菌消毒による弊害

消化管だけでなく、皮膚の健康にも常在細菌は重要です。目には見えませんが、私たちの皮膚は、全体を共生菌に覆われ、外敵や刺激から守られています。

皮膚は、あからさまに外界と接している境界線です。表皮細胞を防御壁として、その外側は、頭皮から足の裏、耳の穴まで、びっしりと共生菌で覆われています。カビの一種や、毛穴が好きなダニの一種まで棲みついて、ユニークなコミュニティを形成しています。

共生菌である表皮ブドウ球菌やアクネ菌、真菌の一種であるマラセチア菌は、皮脂を分解して、スクワランやグリセリンなどの潤《うるお》い成分を作り、汗の水分と混ぜて、乳液を作っています。共生菌が正常なバランスであれば、酸を分泌するので、皮膚の環境は弱酸性に保たれているのです。

さらには、天然の抗菌成分を分泌して、共生的な仲間が暮らしやすく、外部の不要な菌を排除する仕組みを作っています。

このコミュニティがうまくいくのは、皮膚が潤っている場合です。

一方で、皮膚は乾燥すると、表皮ブドウ球菌が減り、弱酸性環境が失われてアルカリ性に傾きます。すると、腸内細菌の一種であるプロテオバクテリアなどの菌種や、食中毒の原因菌ともなる黄色ブドウ球菌が増えて、バランスを崩してしまいます。

アトピー性皮膚炎の人の乾燥した皮膚には、黄色ブドウ球菌が増えやすいのですが、この菌は毒素を持つので、炎症を起こし、アトピーを重傷化させてしまいます。

正常な皮膚であれば、天然の抗菌成分が黄色ブドウ球菌の繁殖を抑えているのですが、アトピーの人ではこの抗菌成分の分泌が弱いことも、黄色ブドウ球菌の繁殖を許してしまうことの原因です。

慶應義塾大学の研究では、黄色ブドウ球菌の繁殖による皮膚の菌のアンバランス自体が、アトピーを引き起こす原因になっている可能性も指摘されています（＊42）。

その他にも、広島大学の研究で、アトピーの人が汗で痒《かゆ》みを悪化させる原因は、カビの一種であるマラセチア菌の異常繁殖が一因になっていることも分かっています（＊43）。


今や感染防御の目的で、一般生活者も日常的に行うようになった殺菌消毒は、病原性のウイルスだけでなく、皮膚の常在細菌をも死滅させる行為です。

とはいえ、皮膚の常在細菌はしぶといので、表面が殺菌されたとしても、毛穴に残ったものが盛り返し、24時間程度で回復するとされています。ですが、今のように、何かに触るたび、また食事のたびに使用してしまうと、回復の余地がなくなります。

また、アルコールは皮脂を奪い、乾燥を招きますから、アルコール消毒による乾燥によって、常在細菌がアンバランスになるだけでなく、皮膚がひび割れることで、表皮細胞による防御壁を崩していることになります。外来の刺激の侵入を許す行為ですので、炎症やアレルギーを引き起こすリスクになります。

使用する際は、保湿剤入りの物を選んだり、ハンドクリームを塗るなど乾燥予防しましょう。

十分な流水や、殺菌効果のない石鹸を使用した手洗いを行えば、常在細菌バリアは守りながら、その上に付着する病原性微生物を洗い流すことができます。**殺菌消毒剤は極力肌には使用せず、どうしても手洗いできない状況で、やむを得ず使用するもの**と位置付ける方が、健全ではないかと考える今日この頃です。

（＊１）The Epigenome and Developmental Origins of Health and Disease. 2015, Academic Press.
（＊２）JCI Insight. 2018 Nov 2;3(21):e95625.

（＊３）Cell Host Microbe. 2020 Aug 12;28(2):285-97.e4.
（＊４）Nature. 2015 Mar 5;519(7541):92-6.
（＊５）Nature. 2014 Oct 9;514(7521):181-6.
（＊６）Nature. 2020 Sep;585(7826):591-6.
（＊７）Adv Neurobiol. 2020;24:587-600.
（＊８）『「ポリヴェーガル理論」を読む――からだ・こころ・社会』津田真人、２０１９年、星和書店。
（＊９）『腸内菌叢の分類と生態』財団法人食生活研究会、１９８６年、１５９～２５９頁。
（＊10）『腸内細菌学雑誌』２００５年、19巻３号。
（＊11）Dev.Psychobiol. 1991 Dec;24(8):547-58.
（＊12）Science. 1999 Nov 5;286(5442):1155-8.
（＊13）Hormones and Behavior. 2006 Nov;50(4):632-9.
（＊14）『心理学評論』２０１４年、57巻１号、49～66頁。
（＊15）The enteric Nervous System. 2006,32-3,Oxford.
（＊16）J Clin. Med. 2020 Jul 27;9(8):2403.
（＊17）Psychosomatic Medicine. 2017 Oct;79(8):905-13.
（＊18）Nature Microbiology. 2019 Apr;4(4):623-32.
（＊19）Journal of Affective Disorders. 2016 Sep 15;202:54-7.

（＊20）Biol Psychiatry. 2007 Jul 1;62(1):55-64.
（＊21）『消化器心身医学』２０１５年、22巻１号。
（＊22）Neurosci Lett. 2016 Jun 20;625:56-63.
（＊23）Annals of Neurology. 2015 Oct;78(4):522-9.
（＊24）Movement Disorders. 2020 Sep;35(9):1626-35.
（＊25）Scientific Reports. 2019 Jan 30;9(1):1008.
（＊26）Journal of Alzheimer's Disease. 2019 Nov 12;72(2):479-94.
（＊27）Nature. 2019 Jan;565(7741):600-5.
（＊28）Genome Res. 2012 Feb;22(2):299-306.
（＊29）Science. 2017 Oct 20: 358,(6361):359-65.
（＊30）Nature Medicine. 2019 Jun;25(6):968-76.
（＊31）Inflamm Regen. 2020 Aug 6;40:19.
（＊32）Science. 2012 Apr 27;336(6080):489-93.
（＊33）Nature communications. 2020 Apr 22;11(1):1922.
（＊34）Schizophr Bull. 2007 May;33(3):757-60.
（＊35）Arch Gen Psychiatry. 2012 Nov;69(11):1123-30.
（＊36）mBio. 2015 Oct 27;6(6):e01428-15.

（＊37）『腸内細菌学雑誌』２００７年、21巻４号、２７７〜２８７頁。
（＊38）『メディカル免疫学』ロアット、ロブソン、デルヴィス著、小野江和則、上出利光監訳、２００６年、西村書店。
（＊39）Diabetes Care. 2014 Aug;37(8):2343-50.
（＊40）Scientific Reports. 2017 Sep 21;7(1):12115.
（＊41）Nature medicine. 2019 Jul;25(7);1096-103.
（＊42）Immunity. 2015 Apr 21;42(4):756-66.
（＊43）Journal of Allergy and Clinical Immunology. 2013 Sep;132(3):608-15.e4.

第４章　食と農業の選択で、土の未来を変える

（1）人が与えている、甚大な環境負荷

差し迫るグローバルリスク

この章では、視点をいったん地球環境へと拡張してみましょう。

人類は、ここまでに見てきたような「人と自然との関係性」への無理解から、自然を侵し、人間中心の社会システムで世界を支配してきました。その結果として、現在、環境問題は、かなり差し迫った問題となっています。

毎年、世界経済フォーラム（WEF）において発表される「グローバルリスク報告書2020年版」（＊1）では、2020年に初めて、今後10年で発生可能性が高いリスクの上位5つ全てが、「気候・環境」リスクとなりました。

具体的には、以下のような順位となっています。

1位＝異常気候

2位＝気候変動の緩和・適応の失敗

3位＝大規模な自然災害

4位＝大規模な生物多様性の喪失と生態系の破壊

5位＝人為的な環境損害・災害

ちなみに、これはコロナ前のもので、発表時（2020年1月15日）には、感染症は「発生リスクの高さ」では平均以下とされ、ベスト10にも入っていませんでした。しかし、「発生した際の被害」では、9位と、比較的高いとされていました。

コロナ禍は、これらの予測よりはるかに甚大だったということになります。

それを踏まえて、「グローバルリスク報告書2021年版」では、4位に感染症が入り、

1位＝異常気候

2位＝気候変動の緩和・適応の失敗
3位＝人為的な環境損害・災害
4位＝感染症
5位＝大規模な生物多様性の喪失と生態系の破壊

という順位になり、さらに、今後10年で最も影響が大きいグローバルリスクは、

1位＝感染症
2位＝気候変動の緩和・適応の失敗
3位＝大量破壊兵器
4位＝大規模な生物多様性の喪失と生態系の破壊
5位＝自然資源の危機

と、報告されています。

しかし、感染症のパンデミックは、人口増加による過密すぎる都市国家とグローバル化により、いずれ避けられぬ出来事であったとも捉えられます。『銃・病原菌・鉄』（草思社文庫）の進化生物学者ジャレド・ダイアモンドらが考察するように、歴史的な死者を出したペスト（黒死病）やスペイン風邪など、人類の大量死をもたらし、文明を破壊するレベルの新

興感染症の流行を振り返ってみると、同じ条件に帰結します。

農耕の開始と共に始まった定住化と、人畜共通感染症を媒介する動物の家畜化が始まったこと。そして、人口増加と密な都市国家の形成、グローバル化。生態系のルールに則《のっと》らずに、人為的に作った社会システムが、新興のウイルスの迅速な拡大に最適な環境を与えてしまったことになります。

結論として、羅列されたグローバルリスクは、感染症のパンデミックを含めた全てが人災といえます。そしてまた、この事態を解決するのも、それを作り出した人にしかできないことなのです。

地球のレジリエンスの限界を超えた環境変化――プラネタリー・バウンダリー

「地球の限界＝プラネタリー・バウンダリー」という考え方があります。

ＳＤＧｓの土台にもなった考え方で、２００９年に、ストックホルム・レジリエンス・センターのロックストローム所長をはじめ、28名の国際的な科学者らによって提唱された概念です。「その境界（閾値《いきち》）を超えると、急激な、あるいは取り返しのつかない環境変化が生じる可能性があり、人類は、将来世代に向けて発展と繁栄を続けられなくなる」という境界のことです。

誰のせいでしょう？「おいおいお前らのせいだろ！」と地球からツッコミが入りそうです。

人類の活動の負荷が、この惑星のバランスを保とうとするレジリエンス（回復力）の限界を超えて臨界点を突破してしまうと、不可逆的な変化が起こってしまい、もはや人類を含めた地球上の生物は生存不可能となってしまうのです。

地球の環境容量を代表する9つのプラネタリーシステムのカテゴリーは、それぞれ「気候変動」「海洋の酸性化」「オゾン層の破壊」「窒素とリンの循環」「世界的な淡水利用」「土地利用の変化」「生物多様性の損失」「大気エアロゾルの負荷」「化学物質による汚染」からなり、それぞれ相互に関連しています。

そのうち、**「気候変動」「窒素とリンの循環」「生物多様性の損失」「土地利用の変化」については、もはや人が安全に活動できる臨界点を突破してしまっています。**

中でも最もレッドな「窒素とリンの循環」とは何ぞや？　と思われるかもしれませんが、これぞ、近代型の農業が大量に使ってきた化学肥料による影響に他なりません。

窒素やリンは、元々自然な形で地球上を循環していたものですが、爆発した人口を養うために効率化した近代農業で、人為的に窒素とリンを環境にばらまいてしまったのです。

欧州環境庁（ＥＥＡ）の２０２０年の発表によると、地球の耐用量を超えて、どちらも２倍以上が環境に存在してしまっています。土地から水に流れて、河川から海へ。日本全国、世界各地で、これらの過剰な栄養が赤潮を発生させるなどして、水の中が酸欠状態となり、水の生態系が崩れています。土壌汚染や大気汚染につながることで、気候変動や環境全体の生物多様性の減少にもつながっています。問題は、一連です。

さらに、「土地利用の変化」の問題にも、農業が大きく関連します。爆発する人口と、多様性を失った偏った食品ニーズをまかなうために、森やジャングルは農地転用され、近代農業を続けることで微生物活性を失った土地は、いずれ、砂漠化します。

私たちは、無関係と思いがちですが、特に先進国の食品をまかなうため、途上国の自然が切り開かれています。毎日の三度三度の食事の選択の責任は大きいのです。

結局、**人のエサの確保のために、これらの問題は起きている**といっても過言ではありません。「食べたいものを食べたいだけ食って死ぬ！」という主張の人は、子どもや孫、その先の世代に、多大なツケを払わせることになるのです。

欲望を煽《あお》る食べ物の多くは、環境負荷が大きいですし、何より人を病気にすることをお伝えしておきます。精製度の高いパンや麺類、精製された糖質たっぷりのスイーツ、牛丼、カツ丼、ハンバーガー……他。食べても食べてももっと欲しくなるのは、その食品が依存を生む上に、栄養に乏しく、腸の土壌を劣化させるからです。

生きた土とのつながりが保たれた作物の持つ豊かな全体性は、少量で満足させてくれるため、食欲は適正化され、中毒になることはありません。そして、それらを極めて美しく、美味しく調理することも可能です。

自然を支配し、奪うのではなく、食べることや、その生産を通じて、地球を回復することは可能なのか？　ぜひとも実現したい。そうした動きが、世界中で始まっています。

ドローダウン――「日常の食」こそが最大の環境インパクト

環境についての様々な研究が進む一方で、では具体的にどうしたら良いのかというアクションについての答えを、研究者も持ち合わせていなかったのがこれまでです。

それを踏まえて、190人の専門家らによる国際的なグループが、具体的で効果的な100の解決策をまとめたのが、「はじめに」でもご紹介した『ドローダウン』（ポール・ホーケン編著、山と溪谷社）です。ドローダウンとは、温室効果ガスがピークから減少に転じるポイントのこと。それを目指すために、今すぐに何ができるのか？

最も効果的で、今すぐ誰でもできるのが、食です。

温室効果ガスといえば、化石燃料を使ったエネルギー問題と思いがちですが、環境活動家ポール・ホーケンらによるプロジェクトメンバーが総力を上げて調べ上げた結果、日常の食こそが、最大のインパクトであることが示されました。

当然、その他の分野も同時に、社会総出、世界総出で取り組むことが必須ですが、一口の肉やパンの背景に、どれほどの犠牲を払っているかを、想像しないことは許されない時代なのです。

前述の窒素肥料による温室効果ガスの放出もしかり。人口増加と共にニーズが増し続けている食用肉となる家畜の問題もあります。地球を食べ尽くす勢いの家畜の胃袋を養うために、人の食糧以上に農地や放牧地が必要になります。

そのために伐採《ばっさい》される森林と、農薬や化学肥料の使用による砂漠化の問題もあります。家畜由来のメタンガスの問題もあります。輸送や貯蔵などの過程にエネルギーも必要です。さらに、莫大な無駄である食料廃棄の問題は、温室効果ガス削減へのインパクト第3位であると同時に、削減の実現可能性の高さも上位です。

食分野の17の解決策を合わせると、321・93ギガトンの温室効果ガス削減になり、なんと、第1位。第2位は、エネルギー分野で、総合すると246・13ギガトンです。

食料廃棄の削減と植物性食品を中心にした食事は、私たちが日常的にも取り組むことができますが、これら2つを合わせると、136・64ギガトンもの削減になります。

ちなみにこれは、自動車を電気自動車に変えることでの削減量、10・80ギガトンの10倍以上です。環境問題といえば「プラスチック」というイメージがありますが、プラスチックをバイオプラスチックに変えることでの削減量、4・3ギガトンの約30倍です。

電気自動車でコンビニに乗り付け、レジ袋を断りつつ、牛丼弁当を買ったとしたら、プラスマイナスどっちでしょう？

消費者への気遣いから、スーパーに形の揃った野菜しか並べない裏で、不揃いの野菜は廃棄物として処分されます。賞味期限を越えたデパ地下の惣菜は、まだ食べられるのに、消費者への気遣いから、勝手に処分されます。

「食べられるなら不揃いでも良い」「腐っていないなら賞味期限を越えても全然食べるよ」――こうした少しの消費者の意識の変化と、供給システムの変化で、フードロスは解決ができます。

環境負荷の大きいタンパク源、小さいタンパク源

さらに、プラネタリーヘルスを意識した食の選択として、植物性食品を中心とした食事にすることのインパクトも絶大です。もちろん、多様な植物性の食品を食べることで、腸の土壌改良になることは間違いありません。

WRI（世界資源研究所）の報告書によると、牛肉が最も環境負荷が大きく、タンパク質1g当たり、豆の20倍の土地と20倍の温室効果ガスを排出するとしています。そのため、特に動物性食品、肉食を減らすことが、地球の持続可能性にとって最も有力としています。

世界全体を眺めると、人口が爆発している途上国でも、食の欧米化から肉の需要が増加しており、かなり切迫した問題です。ちなみに、私たち日本人の場合は、伝統食に立ち返れば良いのですから、欧米人と比べると簡単です。

完全ベジタリアンであるヴィーガンにはなれないでしょうが、まずは、肉を食べない日を作る「ミートフリーマンデー」などに参加しつつ、外食や楽しみとして肉を楽しむフレキシタリアンが実践しやすいと思います。

とはいえ、肉を食べたい！　という声は根強いと思います。その解決策となる方法として、

林間放牧やジビエ（野生肉）の活用、牛のメタンガスの排出を99％抑制する海藻飼料などの方策もありますし、肉感をしっかりと再現したフェイクミート（大豆・えんどう豆などの植物性タンパク質から製造される、肉に似た食品）市場も拡大しています。

これらの食品については、第５章で詳しくご紹介いたします。

さらに、肉だけでなく、化学肥料や農薬を多用する近代の慣行農法の環境負荷も大きく、その代わりとなる農法への注目が集まっています。

特に、大量消費を前提にした大量生産型の工業型農業で生産された小麦や大豆、とうもろこしなどの穀物の環境負荷は甚大です。さらに、日本の主食である米も、日本においては、畜産以上のメタンガス発生源で、第１位（58・８％）となっています（＊２）。

こちらも「白飯を食わせん気か！」というお声が上がりそうですが、メタンガス低減は様々に実践されており、日本では伝統的な「中干し」と呼ばれるプロセスの工夫。世界的には、水田に魚を放つユニークな取り組み（Fish in the Fields）や、土壌の微生物を活性化し、収量を上げながらメタンガスの放出を抑えるＳＲＩ農法（System of Rice Intensification：稲の品種改良や化学肥料や農薬に頼らずに、高い収穫を実現できる稲の栽培方法。苗の間隔をあけて1本ずつ植えることで丈夫に稲が育つ）などの農法が生まれています。

さて、**こうした環境への取り組みは、持続可能なだけでは間に合いません。**農業を通して積極的に環境を再生していく方法として、アウトドア用品メーカーのパタゴニアが積極的に推進する**環境再生型オーガニック農業**（リジェネラティブ・オーガニック・アグリカルチャー）や、アグロフォレストリー（樹木を植え、森を管理しながら、その間の土地で農作物を栽培したり、家畜を飼ったりする）、そして、ソニーが研究する、生態系を人の知恵により拡張し多様性を自然状態以上に回復する「**協生農法**（**シネコカルチャー**）」などがあります。

食料を選択することで、こうした農業を応援することもできますし、家庭菜園や市民農園などで自ら実践したり、耕作放棄地や空き地を食べられる畑に変える動きも世界的に広がっています。これについては、この章の後半にてご紹介しましょう。

農村部ほど化学汚染している――土に1種類の植物が並ぶのは「自然」ではない

「畑をやってます」と聞くと、「あぁ、自然に触れられていいですね」などという会話になるでしょう。しかし、農業は、自然ではなく、人が自然に手を入れる人工的な行為です。

畑といえば、雑草が引っこ抜かれた草の生えていない土に、1種類の作物が並んでいる風景を思い浮かべませんか？　田舎で当たり前に見られるこの風景に、ぜひ一度、違和感を持ってみていただきたいのです。

自然界に、土が露出した場所は、本来ありません。通常は、多様な植物によって、ことごとく覆われています。第1章でお話ししたように、土の上でも下でも、微生物から昆虫、植物、動物に至るまで、全ての生物が共生関係を保っている複雑多様な世界の中で、常に変化しながら均衡が保たれています。

では、**裸の土に1種類の植物が整列することは、自然でしょうか？**　明らかに不自然ですね。この状態では、生態系の循環が失われるために、化学肥料が必要になり、偏った栄養のために土の微生物がアンバランスになってしまうことで、病原性の微生物にも弱くなるため、農薬が必要になります。

私は、小学校2年生まで、周りが畑と田んぼだらけの田舎で生まれ育ちましたが、今でも散布されていた農薬の匂いをありありと思い出すことができます。レイチェル・カーソンが『沈黙の春』（新潮文庫）でも紹介していたマラソンと呼ばれる有機リン系の農薬です。

田舎生まれと話すと、「大自然の中で育っていいね。水も空気も美味しかったでしょう」といわれることはしばしばですが、残念ながらその逆です。**農薬と化学肥料によって、世界**

的に農村部の方が、化学汚染による害がひどい状況です。

その後、東京に引っ越し、1980年代当時は、光化学スモッグで近くの東京タワーが霞《かす》んで見えないこともありましたが、農薬からはむしろ免れました。

約180種類の環境毒素を検出できる尿検査を提供している、アメリカのグレートプレインズラボラトリーズのウィリアム・ショー博士は、たくさんの臨床経験をもとに、農村部の子どもの農薬汚染を警告しています。有機リン系の農薬は、あのサリンとも同じグループで、神経障害を引き起こしたり、発達障害のリスクを増やすことを指摘しています。特に、こうした毒素は、臍帯血《さいたいけつ》を通して母親から胎児へも移行します。

研究によると、新生児の臍帯血から287種類の化学物質が検出され、そのうち180種類は発がん性、217種類は神経毒性、208種類は先天性障害性を持つものであったと報告されています（＊3）。毒性の高い殺虫剤ＤＤＴは47・2％の母乳からも検出され、新生児にも移行します（＊4）。

こうした化学物質を解毒する力は、遺伝的に個人差がありますから、全く影響がない子どももいれば、簡単に影響を受ける子どももいます。私は、運動神経が抜群に悪く、細かな動作がうまくできません。祖父母や母は、県代表になるレベルの運動神経の持ち主ですが、私は100メートル走は学年で最下位。「きっとパパの運動音痴の遺伝だね」などといわれたりもしていましたが、父親も世代的に子どもの頃から農薬を浴びて育っています。もしかしたら環境のせいであったのではと振り返る今日この頃です。

農業は人の原罪？——日本の里山に見る神との共生

このように、人にも自然にも脅威となった近代の農業ですが、そもそも論として、農業とは、生物多様性をならし、土を耕すことで、その土中の微生物ネットワークを破壊し、人に都合の良い作物を植える人工的な行為です。

イギリスの生物学者であるコリン・タッジは、「**農業は人類の原罪である**」としています。農業の始まりには諸説あるものの、自然の中に自然にできる野生の植物を収穫して生きてきた狩猟採集の時代から、農耕を覚えたことで、楽園のりんごの代わりに穀物という糖質の味を覚え、人口を増やすことでさらなる農業依存と自然支配を重ね、それが現在の糖質過多による病となって人を苦しめると同時に、農業による環境破壊を引き起こすという原罪になっているということです。

それでも、本来の農耕は、自然へのある程度の介入を前提としながらも、人の営みを踏ま

資料9　里山の水脈環境

（水源を抱く山・森が里の生命を育んでいた）

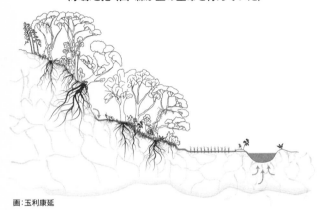

画：玉利康延

えて、自然との共存が可能であり、自然の循環を乱すことなく生産することで、サスティナビリティを保つ可能性がある行いでした。

弥生時代に日本で農耕が始まった頃は、人は、自然から許された土地に里を作っていました。その集落の心臓部といえる、水源を抱く豊かな山・森を神域とし、その麓《ふもと》に社《やしろ》を設けて大切に守ってきました。団粒構造が保たれた呼吸する土によって、神域と里は連続し、土の中に血管のようにくまなく張り巡らされた地下水脈を通して神の血液と息吹をいただきながら、太陽が光を与える穏やかな平野において、生命を育んでいました。水脈は川から海へと流れ、その水はまた恵みの雨となって土地を潤し、循環していたのです。**里**

に暮らす人々は、このように自然と一つの動的生命体を形成していたといえます（**資料9**）。

水田において土と水が育む穀物の豊穣《ほうじょう》は神の恵みであり、食は、神の息吹を感じる神事でもあるため、大切な営みでした。

こうした社が守る森を「**鎮守《ちんじゅ》の杜《もり》**」といいますが、神域であるがゆえに土が守られ、その土地本来の原植生が残されている貴重な森なのです。

車窓から眺めると、田園風景の中に、こんもりとした森を抱く神社の鳥居を見かけることがあると思います。これが、鎮守の杜です。神域ですから、手を合わせつつ、ちょっと立ち寄ってその土地本来の自然を感じてみてはいかがでしょうか？

私は、心身が疲れ切った時、「食とアニミズム」を主催する玉利康延さんの里山フィールドワークに同行させてもらいます。神奈川県大井町の丘陵地帯は、東京から最も近い里山で、都心から電車で1時間半です。この地は、弥生の初期から農耕が始まった、まさに、かつて人が自然によって居住を許された土地です。自然栽培の畑で、食べられる野草を摘んだり、水田で水をたっぷり含む泥に触れると、大いに癒され、また仕事に戻る力が湧いてきます。

しかし、他の地域と同じく、水源を抱く山が切り開かれ、土地の開発で水脈が切断されたために、環境が大きく変化しています。

代々この地を守る小宮真一郎さんは、この丘陵地帯をシイノキネットワークと呼び、水源の再生、山の再生に取り組んでおられます。

再生の根底にあるのが、土の上の変化は、土の中の変化によって起こっているという、「NPO法人　地球守」代表・高田宏臣《ひろおみ》さんの『土中環境』（建築資料研究社）への洞察です。高田さんは、土中の呼吸する水流「通気浸透水脈」を再生することで、全国で土から環境を再生しています。

山の開発で土中の水流が堰《せ》き止められると、団粒構造が保てなくなり、菌根ネットワークが張り巡らせなくなります。木が十分に水を吸うことができなくなると、その土地本来の大木が生きられなくなります。血流が途絶え、神経が切断されたような状態です。注意深く観察すると、コンクリートで舗装された側の木が枯れていたり、竹藪《たけやぶ》になったりと、変化を感じることができます。

神域である奥山を侵さぬことを前提に形成されていたかつての里山システムであれば、奥山の大木は深々と根を張り、大雨が降っても山がたっぷりと水を蓄えます。今、全国で土砂崩れなどの自然災害が起きていますが、これは、神域を切り開いたことで起きた人災ともいえます。気候変動による暴風雨だけが原因ではありません。人の行いを深く受け止め、再生していく時です。

近代農業が壊す自然環境――作物以外の生物を減らしたことで、起きたこと

ここまで述べてきたように、農耕地は原生の自然環境ではないとはいえ、周辺の山林と一体となり、人の営みが生物多様性の維持をサポートしてきた側面もあります。

秋の農村の風景といえば、田んぼの上を赤とんぼが飛び交うものではないでしょうか。田舎育ちの方であれば、その赤とんぼが、秋にオスとメスが二匹連なって産卵にやってくる「連結飛行」の様子を見たこともあるでしょう。

かつて田んぼは、赤とんぼが次の命を生み出す場所であったはずなのですが、2000年頃からトンボの数が激減し、こうした風景が見られなくなってきました。「平成28年度農薬の環境影響調査（概要）」（環境省）によると、フェニルピラゾール系、ピレスロイド系、有機リン系農薬が、特にヤゴに影響して、トンボの数を大幅に減少させていたことが報告されています。

田んぼや用水の上に群がり、蚊柱を作るユスリカも最近見かけなくなりましたが、こちらは、ミツバチと同じくネオニコチノイド系農薬に感受性が高いとされています（＊5）。

本来、日本の田んぼは、生物多様性に富んだ生態系です。「田んぼの生物多様性指標・企画委員会」が、地道な努力で、田んぼと田んぼの周りの用水などを含めた水田生態系に生息する生物を数えたところによると、その数は、なんと6147種類でした。

その内訳は、左記のようになります。

・昆虫	3173種類
・蜘蛛・ダニ類	141種類
・両生類	59種類
・魚介類	188種類
・甲殻類	44種類
・鳥類	173種類
・哺乳類	45種類
・線虫・ミミズ	94種類
・原生生物	828種類
・菌類	206種類

・植物　　　　　　　　　　　　１６９３種類
・シダ・コケ類　　　　　　　　２４８種類
桐谷圭治編『改訂版　田んぼの生きもの全種リスト』
（生物多様性農業支援センター、農と自然の研究所、２０１０年）

近代農法は、農作物の安定的な大量生産を可能にし、人類を飢饉《ききん》から救い、豊作・飽食の時代をもたらしたことは事実です。

一方で、経済性と効率性を優先した結果として、疫病・害虫対策のために、作物以外の生物を極力減らす目的で、農薬・除草剤をやみくもに使用したこと。また土の水路や土手に囲まれた環境をコンクリートで覆ったことなどが原因となり、深刻な生物多様性の低下を招いています。「環境省レッドリスト２０２０」によると、日本の汽水・淡水魚類の約４割が、絶滅危惧種にラインアップされています。

「人新世」――人の活動による致命的な蛮行が地質に与えた影響

こうした近代農業が、日本の里山の風景を本格的に変え始めたのは戦後からですが、環境問題が本格化したのも、生活習慣病が急激に増え始めたのも、同じ時期に端を発しています。

いずれも、人類優先の視点で、効率を重視し、他の生物や環境との循環という視点を失い、搾取・支配型のシステムにより社会を構造化してしまったことが原因です。この顕在化した人と地球の病の根源にあるのが、土の破壊であり、生態系を支える微生物の撹乱《かくらん》です。

いま現在は、地質学的に、人の活動が、小惑星の衝突や火山の大爆発並みのインパクトで、地球の地質に降り積もって影響を与えてしまった「**人新世（アントロポセン）**」の時代であるとされています。

人による、地質、つまり土への悪影響の始まりは、農耕が始まった時からだ、いや、産業革命からだ、など、諸説ありますが、大方の意見としては、第二次世界大戦以降の目覚ましい工業化を伴う人間活動であろうとされています。

人口増加と共に、自然を切り開き、隅々までコンクリートで固め、循環を停止させた挙げ句に、たび重なる核実験や原発事故による放射性物質の蓄積、廃棄物、排気ガスなどによる化学物質の飛散。

そして、爆発的に増加する人口をまかなうための「緑の革命」と呼ばれる農業革命。大量生産を可能にする一方で、工業型農業による機械的、化学的な土の破壊。これによって、豊かな森林を農耕地に転用し、生態系を支える分解者である微生物を侵し、土地から栄養を奪い尽くすことで、しまいには、死の砂漠にしてしまうという致命的な蛮行《ばんこう》を犯してしまったのです。

種メジャーの支配が、植物の力と多様性を破壊する

さらに、世界的な種メジャーが、農薬・化学肥料とセット販売する遺伝子組み換えの種は、収穫量の多さと均質性が売りである反面、植物が本来持つ環境適応性を失い、自然災害に弱く、感染症などに一気にやられやすいという脆弱性があります。

世界的に、多国籍企業による農業支配が行われ、土を破壊しながら、人と地球、コミュニティを崩壊させています。

たとえばインドには、伝統的に、稲の品種だけでも40万種があったとされています。

インドの哲学者兼、環境活動家のヴァンダナ・シヴァは「種の学校」で、多国籍企業による農業支配の矛盾を説き、コミュニティ・シード・バンクで在来種の種を守りながら、生命の源を意味する種による、人と土地のつながり、生命の網を守っています。

インド各地のシード・バンクに保存される地域の種の多様性は、インドの各地の気象条件

や土地の条件、また代々の人の手によって変化したもので、土地の個性と歴史、営みに紐《ひも》づいています。

インドでも、１９６０年代から、人口の増加と共に、中央集権型の工業型農業への移行が進み、毎年の営みとして農家が種を採取して、次のシーズンにつなぐ代わりに、多国籍企業から高価な種と農薬をセットで買わされることになりました。

究極のローカリゼーションであるはずの農業が、グローバリゼーションの波に巻き込まれたことで、自然の摂理から大きく離れてしまったのです。

「収穫量が増える」「育てやすい」などの宣伝文句に反し、環境に適合しない均質化された種は、生育が悪く、農家が逼迫《ひっぱく》するという状況が起きています。さらに、化学物質によって人々の病気は増え、環境は破壊され、地域が崩壊するという状況にもつながっています。

私たちの多くがプチプライスのファストファッションを求めて大量消費し続ける時、遺伝子組み換えの綿花を生産する農家とその地域の土が壊れていきます。

本来、人類が同種であっても個々人が多様であるように、同種の植物も多様であって当たり前。さらに、環境のストレスに適合するために、時々刻々と変化します。均一な方が不自然で、脆弱なのです。

しかし、先進国や、人口が爆発的に増えている途上国の需要をまかなうためという名目で、こうした農業が世界的に行われることで、どんどんと地球の土が侵されています。

人は、健康な土を自ら埋め固め、遠ざけ、汚染し、そのツケとして、地球の土からの連続である腸内環境を破壊することで、自らも病気になっているのです。

こうして、**農業は、「人新世」の大きな推進力となっています。**

これを食い止めるためには、企業の変化、社会全体の変化が不可欠ですが、一人ひとりが意識を変え、消費を変えることで、ボトムアップしていくことを、諦めないでいたいものです。

植物も、薬を使うことで抵抗力や栄養素を失う

人に対して、抗生物質を乱用してきたように、作物を病気にする病原菌や害虫から守るために使われてきた農薬や殺虫剤によって、微生物が減少した土壌では、逆に病原性微生物や害虫が繁殖しやすくなり、それがまた農薬の使用を招くという悪循環に陥ります。

環境の微生物にさらされなくなることで、作物は余計に病原菌や害虫に対して抵抗力がなくなるのです。環境の微生物にあまりさらされずに育った現代人の免疫力が弱まることと似ています（生態系の中では「害虫」にも役割がありますが、近代農業の視点では悪者にされ

ます)。

植物が自然の環境にさらされて自ら作り出す天然の抗生物質は、ファイトアレキシンと呼ばれ、第7の栄養素といわれるファイトケミカルの一種です。

その一部には、人に良い働きがあるものがあり、たとえば、りんごやベリー類、ブロッコリーなどアブラナ科の野菜に含まれるサルベストロールは、ポリフェノールの一種で、人においてがん細胞に特異的に抗がん作用を発揮することが分かっています(＊6)(＊7)。ベリー類に含まれ、長寿遺伝子のスイッチを押すと話題になったレスベラトロールは、サルベストロールの一種です。

ただし、これらは、植物がカビ菌と闘う抵抗力によってもたらされます。そのため、農薬を使った慣行農法では、含有量が上がらないことも分かっています。

ホールフードの力——植物は、全体性で作用を発揮する

人は、すぐに全体性を失い、視野狭窄《きょうさく》になってしまうことは繰り返しお伝えしています。それが極まると、食事をしなくても、サプリメントで栄養素だけ摂れば良いという発想になってしまいます。たしかに、私たちの身体は、全て水と栄養素が再構築されてできていま

すが、１種類の栄養素だけを抽出したサプリメントと、植物の全体性とでは、比べものになりません。

植物に含まれる多様な栄養素も、部分ではなく、全体で効果を発揮しています。植物中の栄養素の含有量がサプリメントより少なくても、それ以上に効果を発揮することができます。『ネイチャー』誌に発表された、りんごの抗酸化力とビタミンＣの研究では、１００ｇの生のりんごには５・７㎎のビタミンＣしか含まれていなかったにもかかわらず、ビタミンＣ１５００㎎に相当する抗酸化力があったと明らかになっています。

生のりんごには、ビタミンＣ以外にも、抗酸化活性を持つ多くの成分が含まれ、それらが全体で協力し合って働いているからだと考えられています（＊８）。

著書『チャイナ・スタディー』（グスコー出版）で現代の肉や乳製品のリスクを暴き、栄養学界のアインシュタインと呼ばれるコリン・キャンベル博士は、最新の著書『ＷＨＯＬＥ（ホール）』（ユサブル）で、ありのままの精製されていない状態で植物を食べるプラントベースホールフード（植物性一物全体食）を推奨しています。

とはいえ、これを実践するためには、皮ごと食べたり、皮や芯などを捨てずに活用するなどしますから、安全に食べるには農薬の残留がないことが大前提です。

また、興味深いりんごの細菌の比較の研究もあります。

農薬を使った慣行農法のりんごと、有機農法のりんごの比較では、りんご1個の細菌の数はそれぞれ1億個（！）と違わなかったものの、有機農法のりんごの方が、微生物多様性に富んでおり、一方で、植物の健康に悪影響をもたらす病原性の細菌は、慣行農法のりんごに多かったことが報告されています。

これらの細菌が含まれるりんごを摂取したとして、それで健康被害が出るというわけではありませんが、研究者は、有機りんごの多様性の高さは、作物の病原菌の繁殖を抑制するだけでなく、摂取することでの人への良い作用が期待されるとしています（＊9）。

年々低下する収穫量や栄養素含有量――化学肥料の問題

農薬とセットで使用される化学肥料も問題です。

痩せた土壌に、植物の成長に必要な窒素やリンを化学的に合成して、カンフル剤のように与えるもので、植物の成長スピードを速めるため、圧倒的に効率が良く、登場してから約100年間で、世界中に広まり続けました。

化学肥料の使用により、有機物を分解して栄養を生み出すために存在する土壌動物や微生物の存在意義はますますなくなり、これらの数が減少するだけでなく、土壌微生物叢をアンバランスにします。病原性の微生物への抵抗力もなくなるため、農薬が必要になり、農薬を使うことで、有用な微生物が減少した土壌で栄養素が生み出されなくなるために、さらに化学肥料が必要になるという悪循環に陥ります。

これが、**土地力を低下させる一番の要因**になっています。

農薬と化学肥料を利用した慣行農業では、一時的には収穫量は上がるものの、年々収穫量も減少していき、農地の荒廃につながっています。

化学肥料を与えても、鉄、亜鉛、銅、マンガン、ヨウ素、モリブデン、セレン、クロム、コバルトなどの微量栄養素の含有量は、農作物で軒並み減少しています。

さらに、自然界においては、様々な種の動植物が多様に生かし合う環境が普通ですが、農業はその自然をならし、人間が食べる単一の品種だけで覆い尽くします。

たとえば、窒素固定のために必要があって生えてきた、カラスノエンドウなどのマメ科の植物を、「雑草」とみなして刈り取り、除草剤で根絶やしにします。

そのようにして土地の生物多様性が失われ、サスティナビリティが失われた結果、最終的には世界の農作地は、砂漠化していきます。

日本の農薬使用量は、米・露の数〜数十倍

じつは、農地面積当たりの農薬使用量は、欧米に比較してアジア圏が上位を占めています。FAO（国連食糧農業機関）の最新のデータベース（2017年分まで公開）によると、近年は、中国、香港、台湾、韓国、日本が上位を争っていましたが、2017年の順位は、1位台湾（13・3kg／ha、以下単位同じ）、2位中国（13・1）、3位イスラエル（12・6）、4位韓国（12・4）、5位日本（11・8）であり、イスラエルを除けばベスト5のうち4カ国をアジア圏が占めています。

その他の国をピックアップすると、7位オランダ（7・9）、8位ニュージーランド（7・9）、11位イタリア（6・1）、18位ドイツ（4・0）、19位フランス・スペイン（3・6）、24位アメリカ（2・5）、30位オーストラリア（2・0）、46位ロシア（0・2）となっています。

大規模農場で大量に農薬を散布しているイメージのあるアメリカより、日本の方が4倍以上の使用量、ロシアと比較すると、じつに約60倍になります。

とはいえ何も、日本の農家がむやみに農薬を撒《ま》いているわけでもありません。

広大な乾燥した土地で農業を行うアメリカなどとは条件が違い、農地面積が狭い上に、夏が高温多湿という微生物や虫の発生しやすい環境から、面積当たりでは使用量が増えてしまうのが実情です。また、きれい好きな日本人は、作物にも美しさを求めますから、「きれいな野菜」を作るためにはそれなりに農薬を使用することが必要にもなります。

高濃度の散布による残留農薬は、日本の農作物の安全神話を壊す問題です。

過剰な窒素肥料がもたらす環境・体内への被害

農薬や殺虫剤の不適切な使用は、河川・海域や周囲の自然環境の生態系にも影響を与えてきました。

過剰な堆肥《たいひ》が、農業用水の水質を通じて河川から海域を汚染し、その汚染物質を食べるプランクトンが大量発生することで、その熱で海水温が上がり、海の生態系に影響する上に、台風の発生にもつながります。

肥料の主成分である窒素は、植物を養う一方で、土壌から揮発した一部が亜酸化窒素という、二酸化炭素の約300倍もの温室効果を持つガスを発生させてしまう問題があります。

では、化学肥料を用いない有機農法であれば絶対に安全かといえば、そうでもありません。

家畜の屎尿《しによう》を用いた有機堆肥も、窒素を多く含むため、不適切な投与で窒素過剰になる可能性があります。そもそも、その屎尿を出した家畜が安価な輸入穀物飼料を与えられていたら、堆肥への農薬やホルモン剤、抗生物質の残存も懸念しなければなりません。

過剰な窒素を含む化学肥料や堆肥で育てられた農作物は、硝酸態窒素を多く含み、これが人の腸内細菌により亜硝酸態窒素に変化すると、血液中のヘモグロビンと結合して、人を酸欠にさせたり、発がん性のあるニトロソアミンに変化したりして、人にも悪影響を与えます。

また、同じく窒素過剰の肥料により、えぐみの素であるシュウ酸の含有量が増えると、人の身体で結石や各所の痛み、炎症の原因になります。

これを避ける方法としては、やたらにえぐみを感じる場合は、その野菜を控えることです。特に肥料由来では、ほうれん草に注意が必要です。茹《ゆ》でてアク抜きをすることで、減らすことができます。

リン鉱山の享楽で破滅したナウル共和国

化学肥料に含まれるリンも環境に過剰になっている一方で、リンを採掘する鉱山の枯渇が問題になっています。リンは人の細胞、骨にも必須で、生命に必須のミネラルの一種です。リンが不足した土地の収穫量はぐんと下がります。慣行農法ではリンを含む化学肥料がなければ、作物の生産ができないと考えられています。

リン鉱石は貴重な資源なのですが、今世紀後半には危機的に枯渇すると予測されています。すでにリン鉱石の枯渇により、国が破綻した例もあります。

島全体が、海鳥の糞《ふん》由来のリン鉱石でできていた、太平洋の世界一小さな島国・ナウル共和国は、欧米の支配によって19世期からリンの採掘が始まり、第二次世界大戦後、「オイルリッチ」のように、「リンリッチ」となりました。

国民は、不労所得によって、たった30年ほどの一過性の贅沢を享受した一方で、メタボになって身体を壊し、精神は堕落したそうです。１９９０年代後半に、リン鉱石の枯渇と共に破滅の一途を辿《たど》り、ユートピアが崩壊したとされますが、もしかしたら最初から、ディストピアだったのかもしれません。

一方で、日本は、リン鉱石を生産しておらず、１００％輸入に頼っています。さて、どう対処するか、知恵の絞りどころです。持たざる者の方が、知恵によってより豊かになることができるかもしれません。

こうした問題からも、化学肥料に頼らない農法へのシフトは、急務といえます。

鉱石、石油、ウランなどの放射性物質など、人は、生態系の循環を無視して、地球の地下資源を地上にばらまくのが得意です。

世界の覇権争いは、時に、よその国の地下資源を目当てに行われますが、それが人と地球全体の病として顕在化し、その代償を、人類の連帯責任としてとらされているのです。

農薬が「腸の中の土」にもたらす悪影響

農薬や殺虫剤、肥料の不適切な使用は、水質や環境を汚染し、生物の生態系に影響します。そして残留農薬のある農作物を食べることで、人の尿からも農薬成分が検出されます。

有機リン系の農薬に代わり使用が増えているネオニコチノイドは、人においてもニコチン様作用を発揮することで、神経発達への障害が懸念されています。２０１３年12月には、ＥＵが「ネオニコチノイド系農薬２種とヒトの神経発達障害に関連がある可能性」を公式発表し、規制が始まっています。

ちなみに、安全な農作物生産への努力によって、農林水産省の行っている農作物の農薬残留実態調査では、近年、国産の農作物における残留基準を超える検体は減り、ほとんど見られなくなっているとされています（農林水産省「国内産農産物における農薬の使用状況及び残留状況調査の結果について」平成15〜30年度）。

が、前述のように、日本の農薬使用量は極めて多く、安全基準も世界一緩《ゆる》いことで有名です。

人の腸内環境への影響もあります。

世界的に普及しており、日本でも一般向けの製品としてもホームセンターなどで販売されている除草剤・グリホサートについてお耳に入れておきたいと思います。

この農薬が口に入ると、サルモネラ菌などの病原性を持つ菌が生き残る一方、ビフィズス菌や乳酸菌を含む有用菌はこれに弱く、ダメージを受けることが報告されています（＊10）。

マサチューセッツ工科大学でこの問題を研究しているステファニー・セネフ博士は、2015年の時点で、「2025年には、グリホサートの使用により、50％の子どもが自閉症になる可能性がある」と警告しています（＊11）。

世界的には、グリホサートが人体に与える影響が大いに議論されており、販売会社のモンサント社に対して、使用によってがんになったと訴える男性に320億円の支払い判決が出たほどです。米国では4万件以上の訴訟問題となっており、現在も解決には至っていません。

農林水産庁の「輸入米麦のかび毒、重金属及び残留農薬等の分析結果」によると、アメリカやカナダからの輸入小麦からは、平成29年度では、アメリカが97%、カナダが100%の割合でグリホサートが検出されたのに対し、オーストラリアは16%、フランスは13%にとどまっています。

また、これを利用したパンでも残留が確認されていて、農民連食品分析センターの調査では、市販の食パン類や学校給食のパンでもグリホサートの残留が確認されています。

一方で、国産や地場産の小麦を利用したものでは検出されていません。

特に全粒粉で多く残留が見られていますが、グリホサートを収穫前に散布する「プレハーベスト」の処理が一般的になっているため、外皮（ふすま）に多く残留してしまうと考えられています。

日本は麦類の自給率が軒並み低いため、「国産」や「○○県産」とあえて表示された製品以外は、主に輸入小麦を使用しています。

一方で、大豆については、国内でもプレハーベストが認められており、残留基準は20ppmと高い値を認めています。当然そうなると残留が増えます。

実際に、2020年、北海道大豆の7種類の調査で、ホクレンの大豆にグリホサートの残留がありました。日本消費者連盟と「遺伝子組み換え食品いらない！キャンペーン」が連名で、使用が推奨されている収穫前のグリホサート散布の中止を求め、ホクレンはこの提案を受け入れることになりました。

同様に、富山県産大豆にも残留が認められ、こちらは農協との間でやり取りの途中です。これは、この2つの地域だけの問題ではなく、許容している日本全体の問題です。

さらに、畑や田んぼの周囲の雑草の除草などのために、田舎に行くとグリホサートを散布している風景をよく見かけます。

この問題が世界中で大きくなり、ＥＵ圏では禁止していく潮流となる中、なぜか日本は全く真逆の政策として、２０１７年にグリホサートの残留基準を大幅に上げてしまいました。小麦では6倍、そばでは１５０倍、ひまわり種子ではなんと、４００倍にも緩和したのです。ひまわり種子は、家畜の飼料として与えられます。プレハーベストが行われた安価な輸入穀物・種子・大豆飼料などを家畜が食べることで、その家畜を食べる人に影響を与えることも懸念されています。

物言わぬ受け身の消費者が多い日本では、芸能人や政界のゴシップなどのニュースが報道を埋め尽くして意識が逸《そ》れているすきに、私たちの将来にとって重大な政策がいつの間にか通っていたりします。興味も持たず放置していて、被害者になっても後の祭りです。無関心・無責任ではいられません。

世界を食べ尽くす家畜たち

農業以上に環境負荷が大きく、問題になっているのが、畜産です。増大した人口をまかなうための畜産は、新興のウイルスの格好の発生源になっているだけでなく、温暖化、土壌劣化、地下水汚染、森林破壊、砂漠化、化石燃料の消耗などの多様な環境問題、動物虐待、そして、人間の健康悪化につながっています(＊12)。

農業や畜産、食品業界の工業化の行きすぎによる異常な実態に迫ったアメリカのドキュメンタリー映画『フード・インク』(ロバート・ケナー監督)が２００８年に公開され、第82回アカデミー賞ドキュメンタリー長編賞にノミネートされ、アメリカだけでなく日本でも話題になってから、すでに10年以上が経ちます。

『フード・インク』で明らかにされたのは、消費者が毎日当たり前に消費する安価な食料品の裏側でした。特に、大規模に飼育・加工される工業化畜産(集中家畜飼養施設：ＣＡＦ

O）の闇を暴きました。

消費者がたらふく肉を食べ続けるために、鶏や牛を早く太らせ出荷する目的で与えられる成長剤の影響で、自身の体重を支えきれないほど肥満になり、歩行もできない家畜たち。

狭い家畜小屋に押し込められ重なり合い、糞尿にまみれた飼育環境に暮らす牛たちの感染症を予防するため、残留農薬を含む安価な遺伝子組み換えコーン飼料に混ぜた抗生物質により、牛の免疫が弱まるだけでなく、牛の腸内の大人しい大腸菌の突然変異により誕生したO－157。

糞《ふん》まみれの病気の牛が処理場で処理されるスピードは、1時間に400頭で、劣悪な環境による高速の処理は、疫病を蔓延させやすい環境を作り出していることなどが明らかにされました。

前述のように、こうした家畜の劣悪な環境は、新興感染症の発生源ともなり、またアニマルウェルフェア（動物福祉）の観点からも、世界的に改善していこうという動きがあります。

米国農務省（USDA）の調査によると、世界の食肉の消費量は、2017年までの約60年で5倍以上になり、牛肉、豚肉、鶏肉合わせて、1960年には年間約5万トンだったものが、2010年以降は25万トンを超えています。

同時に、穀物、大豆の需要も、世界人口が2倍程度の増加であるところ、3倍程度に増加していますが、これは人間用というよりも、人を養うための家畜の飼料としての伸びが大きいためと考えられます（＊13）。

肉や乳製品を消費するために飼育される世界の家畜は、2018年には760億頭とも試算され、世界人口の11倍です（＊14）。

熱帯雨林の森林伐採は、種の絶滅を招き、生物多様性の減少、砂漠化の大きな原因です。伐採の理由の80％が農地開拓のためとされます。そして、世界の農地の70～80％が家畜の飼料を栽培するために利用されていると報告されています（＊15）。

畜産は温暖化も促進する

また、動物ベースの食事は、温暖化を18％促進することが指摘されています（＊16）。

国連食糧農業機関（FAO）の2013年の発表によると、畜産業により排出される二酸化炭素やメタンガスは、全体の14・5％にも上り、全世界の交通手段（車、飛行機、船）によるものと同様に多いと報告しています。

温室効果ガスの排出は、家畜のエサの製造・加工過程で最も多く、全体の45％を占め、動物が放出するガスの39％を上回ることを指摘しています（＊17）。

さらに、このまま肉食と乳製品の消費の増加が続けば、畜産とそのエサを作るための農業による温室効果ガスは、２０５０年には、全体の52％を超えると予測されています。

特にメタンガスは、畜産業による発生が大きい温室効果ガスですが、半減期が長く、二酸化炭素の2倍、熱を蓄えやすいため、25年間で試算すると、温暖化に対する影響力は二酸化炭素の72倍とされています。

工業化畜産による肉は、人体にも影響する

また、消費する人にも影響を与えます。肉は優良なタンパク質補給源である一方で、ソーセージやハムなどの加工肉には発がんリスクがあり、赤身肉にもそのリスクがあることがＷＨＯにより指摘されています（＊18）。

これについては、工業化畜産により加工された肉や生産された赤身肉は、抗生物質、ホルモン剤など薬剤の投与、カビ毒や農薬、除草剤の残留のある穀物飼料、加工の過程で加えられる劣化した植物油や添加物などが添加されていることも考慮しなければなりません。

本来の、健康的な牧草で育った家畜や野生動物とは、全く異なる肉といえますので、これ

らを一緒に考えるわけにはいきません。

ビフォアコロナには、今後も続くアジア圏の先進国化と人口増加により、投資家たちにとっては、「畜産業は今後も成長する優良銘柄」と見込まれてきましたが、ウィズコロナ時代には、その価値観が崩れています。これまで工業化畜産を牽引《けんいん》してきたアメリカの最大手畜産メジャー、タイソン・フーズも、代替肉（フェイクミート）の販売に乗り出しているほど、市場は変化しています。

持続可能な食肉については、人類の歴史と共にある肉食文化を後世にも伝えられるか、という点で、今こそ、議論すべき内容です。人にも環境にも良く、美味しさも満たすタンパク源とは何か。

間違いなく、従来型の生産や消費は、持続不可能なわけですが、知恵を絞って生まれた代替案もいくつかあります。結論を出すのはとても難しいですが、第5章で、ベターな方法を検討してみたいと思います。

持続可能な漁業や畜産の可能性、野生肉の活用、また、代替肉（フェイクミート）や昆虫食、プラントベースプロテインの市場拡大から、選択肢が広がっています。

我々は、地球レベルに膨《ふく》らんだ問題に直面し、ようやくそれに一丸となって取り組んでいこうという段階に入ったように思います。

一人ひとりが今、できるアクションは、第5章に譲《ゆず》るとして、ここからは、持続可能な未来のための農業や畜産についてご紹介します。

（2）未来と健康を変える「食と農業」

オーガニックの意味を知っているか

「オーガニック」というワードを聞くと、日本人は「農法」のことを考えますが、本来のオーガニックの概念は、食も含む生態系との関係性であり、生き方そのものです。

「オーガニック」のことを「有機」と訳しますが、『広辞苑』（第六版）で「有機的」と引くと、「有機体のように、多くの部分が集まって一個の物を作り、その各部分の間に緊密な統一があって、部分と全体とが必然的関係を有しているさま」とあります。

こうした**生命の網**（web of life）**は、まさに食を通じて編まれているもの**ですから、オーガニックをベースに置いた食がとても重視されています。決して、意識高い系のトレンドフードを意味するのではありません。

エコリテラシーを高めるエディブル教育「食べられる校庭・食育菜園」

私は、２０２０年初旬、コロナによるロックダウン直前に、本書の取材のためにアメリカのカリフォルニア州バークレーを訪ねました。オーガニック料理の母として有名なアリス・ウォータースがオーナーシェフを務めるレストラン「シェ・パニース」があります。

今でこそ、カリフォルニアといえば、オーガニックフードのホットスポットですが、彼女が１９７１年に開業した当時のアメリカは、ファストフード、ジャンクフードが主流で、健康で伝統的な食文化は崩壊していました。それを立て直し、オーガニックフードを世界的なムーブメントにしたのが彼女です。

しかし今回の訪問の本命は、彼女が、１９９５年に地元バークレーにある公立中学校マーティン・ルーサー・キングJr.中学校（通称キング中学校）に創設した「エディブル・スクールヤード（食べられる校庭・食育菜園）」でした。

荒廃した学校を立て直すために、理解ある校長を味方に、校舎の裏にある駐車場の跡地1エーカー（約4000平方メートル）に、オーガニックの畑を作ってしまったのです。

その畑を使っての学習は教育のおまけではありません。学びの中心に食と農を置き、数学や理科、社会などの様々な教育とも連携し、生き方・哲学としての「オーガニック」を子どもたちが実体験を通じて学ぶもう一つの教室となったのです。

アリスの食についての哲学は、こうです。

◆Eat seasonally.（旬のものを食べる）
◆Eat locally and sustainably.（地域のサスティナブルなものを食べる）
◆Shop at farmers' markets.（ファーマーズマーケットで買い物をする）
◆Plant a garden.（庭に食べられるものを植える）
◆Conserve, compost, and recycle.（浪費せず、堆肥を作り、リサイクルする）
◆Cook simply, engaging all your senses.（料理はシンプル、全ての感覚を活用）
◆Set the table with care and respect.（注意と敬意をもって食卓をセットする）
◆Eat together.（みんなで一緒に食べる）

◆Food is precious.（食べ物は尊い）
◆Cook together.（一緒に料理する）

アリス・ウォータース著『アート　オブ　シンプルフード』（小学館）より

この、本当にシンプルな哲学を中心に捉えた食育菜園が、荒廃した学校を立て直したことはいうまでもありません。この教育の基礎は、子どもたちの土台となり、中心的な支柱となり、成人してからの人生や社会にも大きく影響を与えます。

教育の背景には、生態系（エコロジー）への奥深い洞察があります。エディブル・スクールヤードは、物理学者でシステム理論家、『タオ自然学』（工作舎）の著書で知られるフリッチョフ・カプラ博士らが創設した教育シンクタンク「センター・フォー・エコリテラシー」より、全面的なバックアップを受けてスタートしています。

「**エコリテラシー**（**エコロジカル・リテラシー**）」とは、地球上の生態系を貫く生命のシステムを理解し、万物とのつながりの中で生きることを意味しています。これが、真の持続可能な生き方、社会の構築につながっていきます。初等教育から、エコリテラシーを持ち、机上の知識だけでなく体得できるのが、エディブル教育です。誰にも必要だと思いませんか？

子どもたちはガーデンティーチャーと共に、年間を通して土に触れ、種や苗から植物を作り、野菜を育て、鶏などの世話をします。そうして得た収穫物を食材に、今度はシェフティーチャーと共に、植物と人のつながりや歴史、食文化と共に、育つ背景、流通、気候風土などを学びながら、各国の料理に挑戦します。これは、多様な人種が入り混じるキング中学校において、言語の違う子どもたちの心が一つになるための美味しい教材になったそうです。

もちろん、残った野菜はコンポスト（堆肥）にしてまた畑に返します。食を通じて、ここに形成されている小さな生命のシステムが、より大きなシステムとつながっていることを、子どもたちは五感をフル活用し、センス・オブ・ワンダーを養いながら、生き生きとした体験の中で学ぶことができるのです。

このエディブル教育は、大学、研究者、地元企業、財団、そして市民が一丸となって支援し、25年以上を経て、今やカリフォルニア州だけでも４０００以上の保育園から大学にまで導入され、全米に広がっています。

日本の理科の授業で行われる「鉢植え朝顔の観察」や遠足で行った「芋掘り」は、もはや遠い記憶ですが、それだけで、自分と自然界がつながり合う生命システムの中で生きていることなど、とても実感できなかったと思います。

この圧倒的教育メソッドの格差が、先進国においての日本の意識格差につながっているように思います。カリフォルニア州では、男性ビジネスパーソンが、抵抗なく、フェイクミートを使ったオーガニックレストランに足を運ぶ光景を見かけます。日本の状況と全く違いますね。

日本でも、2014年にエディブル・スクールヤード・ジャパン（代表・堀口博子氏）が設立され、エディブル教育がスタートしています。

東京都の多摩ニュータウンにある多摩市立愛和小学校をモデル校に、少しずつ、各地での実践が始まっています。愛和小学校では、保護者も積極的に畑（学校菜園）の管理に参加しており、地域ボランティアを通してコミュニティ形成にも役立っています。

画一化された都市において、エディブル教育を伴った学校菜園で体感したエコリテラシーを高めることは、大人にとっても必要だと思います。菜園教育の先進国、アメリカと比べるとまだ小さな広がりですが、その種はたしかに、日本にも蒔かれ育っているのです。

しかし、日本の教育現場は、小学校の学習指導要領の改訂で、全学校にICT環境を整備し、プログラミング教育を導入することに忙しく、余裕がないようです。

里山フィールドワークにご一緒した公立小学校の先生が、「これにはとても興味があるものの、今は、タブレットやパソコンとの格闘で精一杯」と呟《つぶや》いていたことが印象的でした。たとえＩＣＴ（情報通信技術）に長《た》けたとしても、食による生命のつながりを知らず、持続可能性の真意を知らずに育った人に、想像力や創造力を持って生き、持続可能な社会を構築することができるのでしょうか。

むしろ、エディブル教育こそ、まず先に導入するべきではないかと思えてなりません。

農林水産省、２０５０年までに有機農業を25％に

オーガニック取引協会（本部：米国ワシントン）が２０１９年に発表した統計によると、２０１８年のアメリカのオーガニック市場は初めて５００億ドルに達し、この伸びは、食品の流通の透明性と誠実さを求めるミレニアム世代の意識の高さなどが背景にあると推定しています。

アメリカの全食品の約６％がオーガニックであり、過去20年で10倍以上に成長しています（＊19）。

オーガニック需要が高まったアメリカでは、あの大規模生産・大規模消費の象徴であり、

「エブリデイ・ロー・プライス」が売りの巨大スーパーマーケットチェーン「ウォルマート」を含め、あらゆるスーパーマーケットにオーガニック食品が並んでいます。需要の高まりから、オーガニックスーパーもチェーン展開しており、プライベートブランド化することで、一部の富裕層にとっての高額商品ではなく、どこでも手に入る一般商品と化しています。

世界に後れをとっていることで有名な日本ですが、国際社会からのグリーンな「脱炭素社会」実現への圧力を踏まえて、2021年3月、農林水産省が「みどりの食料システム戦略」を打ち出しました。

2050年までの目標として、「化学農薬の使用量（リスク換算）を50％低減。化学肥料の使用量を30％低減。耕地面積に占める有機農業の取組面積の割合を25％（100万ヘクタール）に拡大」という基本方針です。

ちなみに現在は、有機JAS認証取得（約0・3％）と認証未取得を含めて、有機農業面積はたった0・5％とされています。農業関係者からは早くも、実現不可能な机上の空論との声も上がっています。

化学農薬や化学肥料については、単純に量を減らすというよりも、人と環境への負荷が大きなネオニコチノイド系を含む農薬や、環境負荷の大きな化学肥料を、リスクの低い農薬や化学肥料に変更することなどを含めて低減するとしています。

スマート農業や地域資源を活用した肥料開発、ゲノム編集作物の開発なども踏まえた戦略で、今後、議論は必須の状況です。

課題も十分にありつつ、とりあえず一歩を踏み出した日本です。

ちなみに、この戦略の中には、個々人の腸内細菌叢の情報などを踏まえた統合的なビッグデータを、個別化した健康食に役立てようという提案もあります。健康・食・農は、もはや切り離せないのです。

「有機・オーガニック」＝「安心・安全」ではない

日本で農作物などに「有機」や「オーガニック」と表示して販売するには、「有機ＪＡＳ認証」を取得する必要があります。

盲点なのは、有機ＪＡＳマークがあっても、必ずしも安全ではないことです。逆に、有機ＪＡＳ認証がされていなくても、もっと高度な方法で生産されたものもたくさんあります。

有機ＪＡＳ認証の良いところは、環境目線、土壌目線であるところです。「農業の自然循環機能の維持増進を図る」ため、「農業生産に由来する環境への負荷をできる限り低減」すると「有機農産物の日本農林規格」で規定しています。

ただし、JASで使用を認められている生物由来の農薬・ミルベメクチンは、人に使用されるマクロライド系抗生物質と同類の殺虫剤です。さらに、毒性の高い硫酸銅は、蓄積性があるものの、果樹に多く使用されています。

家畜の屎尿《しにょう》を使用した有機堆肥は、発酵が不十分であれば畑の微生物のバランスを乱しますし、その家畜自体が、遺伝子組み換えの飼料や抗生物質を与えられている可能性もあります。さらに、有機堆肥には窒素分が多いため、野菜に蓄えられる窒素分が、発がんや酸欠のリスクを高める上に、温室効果ガス排出の原因にもなります。

そもそも、「耕す」という行為を伴う農法は、土の微生物をかき混ぜますから、土壌の微生物バランスは崩れ、温室効果ガスが放出されます。

「耕す」は、農業の基本行為で、古くは鍬《くわ》や鋤《すき》を使い、今では重機を使って耕します。しかし、絶妙なバランスを保っている土をかき混ぜること自体が、土にとって破壊行為なのです。耕して、裸にすることで、土壌の微生物のバランスは崩れ、土は水分を失い、風化が始まります。

後でご紹介しますが、**環境の負荷を減らすだけでなく、環境を保全し、さらに、環境を積極的に改善する農業の特徴は、いずれも、「耕す」行為は最小限、もしくは、耕さない「不耕起」であることです。**

このように、ＪＡＳ認証、オーガニックは、必ずしも安全の証ではありません。

こうした問題を全てクリアした農業を実践している農家であっても、あえてＪＡＳ認証を受けていないところも多くあります。スーパーマーケットでは顔が見えませんが、顔の見えるファーマーズマーケットなど生産者と消費者の直接取引は、生産者の想いや哲学まで踏まえて購入できるので安心感が高まります。

地域で農をシェアするＣＳＡシステム

農業には不作がつきものである上、収量の安定しない農法は、農家のリスクにもなります。そこで、生産者と消費者が連携し、前払いによる農産物の契約によって相互に支え合う地域支援型農業（ＣＳＡ：Community Supported Agriculture）が注目されています。１９８０年代にアメリカで始まったとされ、今では、欧米を中心に世界的に拡大しています。

消費者の安心・安全と、農家の経営安定、環境に負担のない農業の持続可能性を実現、コミュニティ形成、など地域全体のメリットになります。

日本でも、まだ少数ながら、ＣＳＡを導入する農家があります。新規参入者のうち３割がオーガニック農法に取り組んでいる状況ですが、こうした経験の浅い農家にとって、チャレンジできる土台になっています。新しい品種にも挑戦しやすく、消費者の側には、届いた段ボールをびっくり箱のように開く楽しさもあります。さらに、ＣＳＡの特徴は、消費者が農業に積極的に関わることができることです。土に触り、食や環境の生きた学びができるので、お子さんを持つ家庭には特に良いと思います。

ただし、しっかりと根付かせるためには、サポート体制や連携の構築が必須です。いまだよちよち歩きの、日本の「環境に優しい農業」事情ですが、オーガニックにもいろいろと課題があるわけです。

人が生きるためには農業はやめられないというのが、農業が人の「原罪」たるゆえんですが、一方で、人の知恵によって、農業行為で環境を保全するだけでなく、さらに積極的に環境を回復する方法も生まれています。

コウノトリ、麦、レンゲ……持続可能な「環境保全型農業」の推進

完全無農薬・無肥料とは限りませんが、農家が参入しやすい「環境保全型農業」も積極的に推進されています。化学肥料や農薬の低減だけでなく、温室効果ガスの排出防止や生物多様性の保全を重視し、農業による自然循環機能を維持・促進することを重視しています。

たとえば、兵庫県豊岡市で取り組まれている「コウノトリ育む農法」は、田んぼをコウノトリの餌場《えさば》にすることで、田んぼの水生生物や昆虫の多様性が回復しています。モニタリング報告では、当然、無農薬がダントツで生物多様性が高く、その次に減農薬、慣行農法という順番でした（＊20）。

環境保全型農業では、作物を作り終わり休んでいる田畑に、麦類やレンゲなどの豆科の植物を育てて土を覆う「カバークロップ（緑肥《りょくひ》）」を推奨しています。土を裸にしないことで、土壌の侵食を防止し、雑草を抑制することで除草剤の使用を不要にし、それをすき込むことで肥料にし、土を回復させることに役立ちます。

休んでいる田んぼにレンゲが一面に咲く風景があれば、それが土を守り、窒素分を供給し、地力を回復しているカバークロップです。

回復のために積極的にアクションを起こす「環境再生型農業」

しかし、「持続可能なだけでは間に合わない！」という環境問題への危機感から、より積極的に環境を再生し、環境へのアクションとなるのが、環境再生型農業（リジェネラティブ・アグリカルチャー）です。

特に土の健康を重視し、土の回復によって、温暖化の原因となっている空気中の二酸化炭素を積極的に土壌に戻します。

無農薬、不耕起を基本とし、昔ながらの地力を回復させる農法として、いろいろな作物を順繰りに植える輪作や、複数の作物を密に植える間作《かんさく》などを組み合わせて、土壌の微生物のバランスを健康的に維持します。

持続可能な方法で家畜を放牧する管理放牧も同時に行ったり、野生動物が戻れるような自然環境を農地に再生します。

しかし、そのように素晴らしく聞こえる「環境再生型農業」の中には、化学肥料や農薬、遺伝子組み換え作物などを利用している場合があり、言葉ではなく、中身をきちんと吟味する必要がありそうです。

アウトドア企業「パタゴニア」がリードする、食と繊維による気候変動対策

この「環境再生型農業」に由来するプロダクトを販売し、危機感を持って、生産によってより積極的に環境を改善し、スピード感を上げていこうと先陣を切るのが、カリフォルニアに本社を置くアウトドア企業「パタゴニア」です。

「パタゴニア」は、創業者のイヴォン・シュイナード氏が、「地球を守ること」を利益よりも重要な使命として掲げ、世界中の店舗のスタッフ一人ひとりにまで、その血脈がしっかりと流れている稀有《けう》な企業です。ファンも多いでしょう。

私も、本書の取材と称して、「パタゴニア」の出発の地であり本社があるカリフォルニア州ベンチュラに赴《おもむ》き、イヴォン氏のルーツである作業小屋に足を運び、静かに心を熱くしました。

環境問題への深い洞察から、アウトドア用品にとどまらず、大きな負荷となっている人間の最も基本的な活動「食」のライン「パタゴニア プロビジョンズ」をスタートしています。

「パタゴニア プロビジョンズ」では、いずれのプロダクトも、積極的に環境再生に役立つ農法、調達法に基づき、陸、川、海、全ての環境を回復することを目標としています。

たとえば、天然のスモークサーモンは、古代の漁法に則り、本来獲るべきでない小さな魚の混獲を防ぎます。海から川を経て森に戻るサーモンは、森林伐採などにより森の生態系が壊れると、川から姿を消してしまいます。サーモンは、森、川、海の一連の環境の健全性の、良いパラメーターにもなります。

ムール貝の缶詰は、EUのオーガニック水産養殖認証をとった家族経営の養殖業者によるものです。プランクトンを食べ、2年間で約4万リットルの海水を濾過《ろか》するムール貝の生産は、海の環境回復に役立ちます。

バッファロージャーキーは、人々が大草原を開拓する以前に生息していたバッファローを戻すことで大草原を回復する活動の一環として製造されています。

野生のバッファローが暮らしていたアメリカの大草原は、近代の大規模農業によって、砂漠化が深刻化している土地の一つです。バッファローは、草を適度に食《は》み、その糞によって土壌を豊かにすることで、大草原を維持し、回復することが可能です。

バッファローを育てるための生産ではなく、土壌や大草原の生態系を育てるためにバッファローの助けを借り、そのプロセスの一部としてバッファローを調達します。先住民の伝統に則り、適切な数だけ狩り、ジャーキーとなる以外の全ての部分も大切に活用します（現状日本での販売はありません）。

そして、ビール。畑を耕し続けることで毎年温室効果ガスである炭素を排出する一般的な一年草の麦を使ったビールの代わりに、より多くの炭素を土壌に埋め戻す多年草・カーンザという新しい穀物を使っています。

ランド・インスティテュートが開発したカーンザの特徴は、数メートルにも及ぶ立派な根っこで、これが土壌に炭素を隔離する上に、生物多様性を回復し、地盤も強くします。

農業により温室効果ガスを土に戻す

パタゴニアでは、より積極的な環境再生手法を普及させるべく、他の企業、アメリカ有数のオーガニック農業研究機関ロデール・インスティテュートや国際認証機関などとアライアンスを結成し、「**リジェネラティブ・オーガニック（RO）認証**」制度を設立しています。

RO認証は既存のオーガニック認証を基盤にし、さらに「土壌の健康」「動物福祉」「社会的公正（農家と労働者への公平性）」の３本柱を設けることで、世界最高水準の包括的な有機認証となっています。世界の全ての農用地がRO農法やRO畜産システムに移行した場合、人類が排出している年間の温室効果ガスよりも多い量を世界中の土壌に毎年埋め戻すことができると推測されています。

２０２０年、パタゴニア プロビジョンズから、ＲＯ認証を取得したマンゴーを使った２つの製品（オーガニック・カカオ＋マンゴー・バーと、ＲＯチリ・マンゴー）が発売されました。パタゴニアは、現在、インドにおいてＲＯ認証に則ったコットンのパイロット生産に着手しており、近い将来の衣類販売を目指しています。


また、日本国内で販売されているプロビジョンズ製品は、現在輸入品が主体ですが、輸送コストや食の本質的なローカル性を踏まえて、将来的には日本のローカルな食材を使った製品の開発を目指しているそうです。日本にも、ＲＯに共感し、近しい農業を行う生産者がいますので、今後はＲＯ認証取得を目指す方々も広がってくる見込みです。あえて認証を取らない農家もいますので、認証が絶対ではありませんが、消費者にとって、環境再生活動に参加できるプロダクトの良い目安になると思います。

創業者のイヴォン氏は、日本の禅や、「もったいない」精神が、パタゴニアの哲学に通じると、日本をプロビジョンズ展開の２カ国目に選んだとのこと。

そんな精神をすっかり失ったかに思われる日本人ですが、根底には眠っているはずです。

もし迷っても、パタゴニアが先頭に立って旗を振ってくれていますので、その方向に行けば、間違いないのではないでしょうか。

自然以上に生態系を拡張——「協生農法」

そして、日本で始まったマスターキーとなりうる画期的な農業をご紹介したいと思います。

それが、ソニーコンピュータサイエンス研究所のシニアリサーチャー・株式会社SynecO代表取締役社長の舩橋真俊《ふなばしまさとし》氏が、論理化、研究、実践している「**協生農法**®（**Synecoculture**™／**シネコカルチャー**）」です（＊21）。

自然界の「共生」は、弱肉強食の捕食関係のような厳しい側面もあり、単にｗｉｎ‐ｗｉｎなユートピアではありませんが、そのような厳しい関係も含め、多種多様な種が、全体で協力し合いながら生態系を構築することを踏まえて、「協生」と名付けているそうです。

協生農法は、人と自然を再接続し、環境負荷を減らすばかりか、人の営みによって、積極的に自然以上に生態系を拡張し、環境を改善させる切り札となります。

しかも、取り組み方次第では、生産性が画期的に向上する上、人にとってはより豊かな微生物多様性と栄養素を含む作物を得て健康を維持し、貧困問題や社会問題の解決にもつながる農業モデルです。

農業は、砂漠化の要因となっていますが、協生農法では、たった1年で砂漠化からの回復も可能です。

砂漠化が深刻なアフリカの貧困国・ブルキナファソの事例では、雑草すら生えない枯れた土壌に、協生農法を導入することにより、1年で生態系を回復させ、慣行農法と比較して40〜150倍の生産高を上げた上、コスト効率は10倍とされています。

500平方メートルの区画から、国民所得の20倍に当たるほどの生産量を達成したという実績があります。7000ヘクタールの農場を作ることで、食糧の自給だけでなく地域経済を再建し、貧困を解決できると試算されています(＊22)(＊23)。

貧困問題は、治安、健康、教育問題にもつながるため、途上国の一連の問題を解決する道が農業から示されたといえます。

耕起、施肥、農薬の使用をせず、生態系の自己組織化に任せる——協生農法の方法

この農法では、生物多様性の減少と環境破壊の元凶になっている、耕起・施肥《せひ》・農薬の使

用を全面的に行わないことを基本とします。生産過程で畑に人が持ち込むものは、種と苗だけです。

また、有機農法で使用する有機堆肥や微生物資材なども使わないことがルールです。『［自然農法］わら一本の革命』（春秋社）の著者で、自然農法を確立した哲人・福岡正信氏の方法も、この点では近しく、慣行農業や有機農業の問題点を解決し、アメリカの砂漠化を回復させた歴史もありますが、自然状態に近づけるほどに生産性を維持することが難しくなり、業界の福音とはなりづらい脆弱性がありました。

協生農法は、自然以上に高度な機能を発揮する生態系を構築しながら、生産性を高めることを可能にしていることが、まず革命的です。

まず、ゼロベースの土地から、地球の歴史上、陸地に生態系ができあがったプロセスに倣いつつ、多様な動植物が共生する生態系を構築していきます。

全ての種《しゅ》に役割ができるため、収穫する野菜や果樹を育てるためには、収穫しない植物を植えることも有用です。自然に生える草、昆虫、鳥、野生動物も加わり、全てが渾然一体《こんぜんいったい》となり、多様な生物種が過密、かつ賑《にぎ》やかに息づくダイバーシティになります。

最終的には、原生林以上に多様な生物種が息づく森林のような状態を作り出すことにまで活用ができます。

仕上がった畑の様子は、まさにジャングルです。多様な生物の共生している様子は、私にとっては、まさに、理想的な腸内環境が可視化されたような印象です。

土壌の微生物多様性と活性を示す値のレベルも極めて高くなり、病原性微生物が増えづらく、健康で適正な栄養を持つ土と作物が育ちます。生態系の活動に乏しい慣行農法との比較では、協生農法の茶葉には、微生物・虫・他の植物との豊かな生態系相互作用を反映したアレロケミカル（異種の動植物との情報伝達物質）などの二次代謝産物や免疫系に重要なビタミンB6が特徴的に含まれ、豊かな生態系が育む作物が、長期的に人の健康に寄与する可能性が示唆されています（＊24）。

生物多様性と生態系機能は、相乗的に自律的に高まっていくため、協生農法を行えば行うほど、より環境が豊かになっていきます。さらに、地球の血液である水を通して、河川や海の環境を回復することにもつながっていきます。

農業を超えた、拡張生態系の創造

協生農法は、「農業」の枠組みで考えると全く理解ができません。**農業を超えた「拡張生態系」の創造活動**と捉えた方が、すんなりと理解できます。

作物の収穫は、多様な種の中から、大きくなったもの、混生密度が高くなったものを間引き、収穫を行うことを基本としています。人の営みは、生態系の中の虫や動物が、草や果樹を食べる行為と同じく、生態系のバランスを最適化する作用の一環です。

営みの一部が「収穫」と呼ばれたら、それが「農業」とカテゴライズされるかもしれませんが、明らかに別次元なのです。

「生理学」ではなく、「生態学」からのアプローチ

舩橋氏曰く、従来の農法との抜本的な考え方の違いは、「生理学」か、「生態学」か、部分の最適化を目指すか、全体の最適化を目指すか、であるといいます。

多くの農法は、「特定の作物をいかに大きく育て、収穫量を上げるか」を重視します。これが、生理学的な発想です。

たとえば、トマトの栽培のためには、トマトに最適な環境を整えるために、生理学的に不

要と判断される要素を排除する必要があります。アメリカの大量消費を担う工業化された大規模農業の畑では、見渡す限り同じ品種の作物が並び、土を見ると、草一本生えていないという光景を目にします。

これはまさに、砂漠のような土地に作物を育てるようなものです。日本の農村でも、規模は違えど、同じような光景を目にします。

特定の部分を最適化することを目指すと、全体のバランスが崩れ、生態系は崩壊します。

一方、協生農法は、生態学的な視点に基づき、**「生態系全体を最適化して、全体でいかに生産性を上げるか」**を重視し、さらに**人の活動により、自然状態以上に多様な「拡張生態系」を構築する**ことを目指します。

単一の作物の収穫量ではなく、全体で生産性を上げていきます。規模にもよりますが、数十から数百の作物や、収穫を目的としない植物をも同時に共生させます。

雑草にも、窒素固定や有機物の提供などの役割があります。

害虫と呼ばれるアブラムシが発生したら、ナナホシテントウが来てどんどんそれをエサにします。それによって土壌成分のバランスが向上します。

何かの病気が発生し、自然に立ち枯れても、その種が増えすぎることなく全体のバランスをとるためのプロセスと判断できます。

病気も、あくまでも理由があって起きる現象の一つで、どこかに弱ったところがあっても、全体でバランスをとり、ホメオスタシスを維持する方向に働きます。

協生農法は、このように、起きた現象を部分的な善悪で判断しません。それは、生態系というシステム全体としての機能を信頼しているからです。

人の心身も拡張生態系の一部

この違いは、医学・ヘルスケアの分野でも同じです。

従来のこの分野は、人の生理学を重視し、人という部分を最適化することを目的としてきました。そこに、他の種や環境と作用し合う生態学的発想はありません。

さらに、本来、全体がネットワークとなり、相互に影響をし合っている人の「身体」と「心」を分断し、身体のパーツを分断し、どんどん細分化していきました。

局所についてては細部まで観察できましたが、視野狭窄になってしまったことが問題です。どこか特定の臓器に病気ができると、ネットワーク全体の歪《ひず》みの原因が何かを考えることを忘れて、その局所の「悪」と捉え、局所をターゲットにした薬を投与したり、切除したり、臓器ごと取り換えたりします。

ところが、近年、常在細菌の世界が明らかになり、常在細菌を通して人の心と身体が再接続し、人も生態系全体の一部であったことを科学によって再認識した時から、ようやく医学も、生態学的に全体を捉える時代になりました。

農業や医学だけでなく、人が関わるあらゆる分野は全て、「リダクショニズム（要素還元主義・細分主義）」をもとにした近代科学によって裏打ちされたことで、ことごとく分断されながら、同じ問題で行き詰まっています。

持続不可能な世界のあらゆる問題の解決は、次元を一つ上げて分断を統合し、共通言語を持ち、共通のネットワークを土台にすることで可能になるでしょう。

鳥取県のＪリーグチームが協生農法を導入

２０２１年春、様々なご縁がつながり、ソニーコンピュータサイエンス研究所の指導のもと、鳥取県米子市のＪリーグ所属のサッカーチーム「ガイナーレ鳥取」の協力により、同チームのスタジアムとクラブハウスに隣接した空き地に圃場《ほじょう》（農作物を育てる場所のこと）

を開きました。

約100平方メートルの放置された空き地に、1日半で98種類の苗木と種を植えました。

鳥取県は、地方ならではの課題として、高齢化と過疎化が進み、農業の担い手不足から、米子市から境港市を含む弓ヶ浜半島は、全国で最も耕作放棄地が多い地域です。

鳥取砂丘があるエリアだけに、この半島も、土ではなく、砂の堆積《たいせき》でできています。土になっていないということは、微生物の活動が少ない栄養に乏しい土地なので、耕作放棄地は、痩せた土地に生えるセイタカアワダチソウやオオアレチノギクがボーボーな状態です。

そんなわけで、ここでの農業に、液肥《えきひ》や農薬は必須というのが従来の常識です。

この土地は、古くは修験の山であった霊山・大山《だいせん》の水源によって水が豊かですが、半島の地下に豊富に存在する地下水は、残念ながら、地表からの過剰な農薬や肥料の流入によって、硝酸性窒素やヒ素に汚染されていることが、島根大学の調査で分かっています（＊25）。

下流にある汽水湖・中海《なかうみ》も、生活排水や工業排水、そして農畜産水の流入によって、昭和から平成の時代に汚染が進んでしまいました。

ガイナーレ鳥取は、元々、スタジアムの芝生を無農薬で製造し、管理しており、その生産ノウハウをもとに、この弓ヶ浜半島の耕作放棄地を緑化し、閉じこもりがちな子どもたちに外遊びの場所を提供する「Shibafull（しばふる）」というプロジェクトを立ち上げて、地域課題解決に乗り出していました。

歴史的なジョホールバルのゴールを決めた日本の英雄、野人・岡野雅行さんをゼネラルマネージャーとするガイナーレ鳥取には、卓越した身体能力を持つプロサッカー選手や、教員免許を持つスタッフがいます。彼らが「ガキ大将」となり、身体と五感をいっぱい使って、子どもたちと安全な芝生の上で遊ぶという何とも贅沢なプロジェクトを、なんと年間250回、18年連続で開催しています。Jリーグがホームタウン・社会連携に貢献し、社会に広く共有したい活動を表彰する「Jリーグシャレン！アウォーズ」で2年連続メディア賞に輝いています。

そんな実績のあるガイナーレ鳥取に、協生農法の圃場ができたわけです。痩せた砂地で、無農薬・無施肥の農業という常識破りなチャレンジですが、アフリカの砂漠地帯で成果を上げている協生農法だからこそ、真価を発揮してくれると期待しています。

米子がエディブル・ジャングルとなり、地域課題の解決と共に、野人並みの身体知性を持った子どもたちが、協生農法の作物を通して根っこからも元気になりつつ、エコリテラシーを高める。その子どもたちが創る未来は明るいと考えています。

新しい社会システムと共にある拡張生態系

ちなみに、コロナ禍の中での農業指導には、ソニーのオントロジカル・デバイス「窓」を設置しました。オントロジーとは、「存在論」の意味で、臨場感と気配を感じられるテレビ型のデバイスによって、２つの空間が接続し、共に在る体験を実現してくれます。

東京のソニーの社屋内からでも、畑の周りの鳥のさえずりや虫の音をありありと感じることができます。開発者・阪井祐介氏の先見の明により、20年前から研究開発されている「窓」ですが、ついに時代到来。需要が高まり、教育現場や高齢者施設、コロナ禍で面会ができない病院のＮＩＣＵなど医療現場への導入が進んでいる注目のデバイスです。

農業指導での活用は、まだスタートしたばかりですが、協生農法によって人と生態系ネットワークが結ばれ、また、「窓」によって空間や人と人の意識が結ばれ、拡張することで、分断された世界が一つになることを描いています。

協生農法は、同じものを大量に収穫できるわけではありませんから、既存の商業農家での実践は難しい上、既存の流通経路にも簡単には乗りません。ここは、急なシフトは難しいところだと考えます。

そもそも、2ヘクタール以下の小規模農家や家庭菜園からの広がりをイメージしているとのことです。実際には、小・中規模の農家が世界の主要食物の8割に及ぶ量を生産しているとの試算があります。世界的に彼らの多くは貧しく、自らの食べ物にも困窮しながら、環境負荷に加担する結果になってしまうのです（＊26）。

ここに協生農法を導入することで、環境へのインパクトだけでなく、食糧問題・貧困問題など一連の問題の解決につながる可能性があります。

社会的に、ロスを前提にした大規模な流通システムから、ロスのない小さな流通システムへのシフトも急務ですし、ＣＳＡ（地域支援型農業）などのシステムを使えば、農家のチャレンジのハードルも下がるのではないでしょうか。

土に根ざした生き方へのシフト

さらに、協生農法は、とても気軽で、最低限、軍手とスコップさえあれば誰もが実践できます。一般の家庭菜園から実践が可能で、「協生農法実践マニュアル」や「協生理論学習キット」が公開されています。インターネットでも検索ができますので、ぜひご覧になってみてください。

自宅の裏庭であれば、１日で畑化することは不可能ではありません。

基本は耕さないため、トラクターなどの重機は不要です。草刈り、水やりも、最低限で良いため、環境にも身体にも大変にエコです。原理を学ぶだけならもっとミニマムに、プランターからでも実践ができますから、高齢者から子どもまで、簡単に始めることができます。

実際に、高齢者施設では、閉じこもりがちな高齢者が、土に触って元気になっているそうです。

「混ぜるな」がルールの種を、何十種類もミックスしてばらまく作業は、なかなかの背徳感で、大人のいたずら心を刺激します。土地との相性や、季節性などの若干の基礎知識も必要ですが、トライアンドエラーを重ねながら、知識や知恵、経験を蓄積していけば良いわけです。

現在、研究で蓄積した膨大な情報を、誰もが利用できるようなオープンソースとし、ＩＴ

を活用した支援システムを構築中とのことです。

「食べられる景観（エディブル・ランドスケープ）」の広がり

さらに、ちょっとした空き地や、全国で問題になっている耕作放棄地などのすき間を、建物やコンクリートで固める代わりに、エディブル・ランドスケープ（食べられる景観）として、都市計画に導入することで、人の暮らしと生態系を再接続することもできます。

六本木ヒルズの屋上にある実験圃場では、たった1年で、多様な植物が共生する拡張生態系ができあがっていました。都会のビルの上にも、虫たちがやってくることが驚きです。

エディブル・ランドスケープ（食べられる景観）とは、都市を、食べられる植物を用いて緑化する取り組みで、畑を共有財産・コモンとして共同で管理し、誰もが畑作業に参加し、収穫して良いというオープンな都市型農園です。

1970年代にアメリカのコミュニティ・ガーデンから始まったエディブル・シティの事例や、2000年代にイギリスのトッドモーデンの一人のおばあちゃんから始まった「インクレディブル・エディブル」などの活動を通して、欧米を中心に世界に拡大しています。

食べられる植物が、人と環境、人と人をつなぎ、都市の環境回復だけでなく、スラム化の解決や、コミュニティ形成、食育、地域経済活性化など、健康な人と、コミュニティ、環境の形成に役立っています。

コロナ禍において、グローバルからローカルへという生き方のシフトや、生きるための食料を自分で作り、確保することの価値が高まっていますから、まさに「今でしょ」なタイミングです。

船橋氏によると、単一作物に依存しない協生農法は、気候変動にも強い上、人口が増えすぎる未来を想定して、積極的にその分の食料を得るために自然を回復・拡張することをイメージしているとのこと。２０５０年には人口が98億人を突破するとされていますから、どんどんやるしかないわけです。

さらに、これらの問題解決にとどまらず、人類が地球だけでなく他の惑星へ移住する未来も想定しているそうです。

地球以外の惑星を、人が住めるように改良することを「テラフォーミング」といいますが、生態系を積極的に構築するこの方法は、その一手段として有効になりうると語ります。

地球の環境破壊を食い止め、宇宙に夢を広げるためにも、今、動くしかありません。

（＊１）The Global Risk Report 2020/2021.
（＊２）UNFCCC Greenhouse Gas Inventory Data 2015.
（＊３）”Body Burden: The Pollution in Newborns.” EWG, July,14,2005.
（＊４）PloS One.2014 Jan 8;9(1).
（＊５）「平成28年度農薬の環境影響調査（概要）」環境省　農薬環境管理室。
（＊６）British Journal of Cancer. 2002 Mar 4; 86(5): 774–8.
（＊７）Integrative Cancer Therapies 8(1):22-8.
（＊８）Nature. 2000 Jun 22;405(6789):903-4.
（＊９）Front Microbiol. 2019 Jul 24;10:1629.
（＊10）Interdiscip Toxicol. 2013 Dec;6(4):159-84.
（＊11）Half of All Children Will Be Autistic by 2025, Stephanie Seneff, PhD
（＊12）Science. 1995 Feb 24;267(5201):1117-23.
（＊13）「世界の食料需給の動向と中長期的な見通し」農林水産政策研究所、２０２１年３月。
（＊14）Journal of Cleaner Production. 2015 Apr 1;92: 142-151.
（＊15）Nature. 2011 Oct 12;478(7369):337-42.

（＊16）"Livestock's long shadow――environmental issues and options"（FAO 2006）
（＊17）FAO document 2013, Gerber et al 2013, 15pp.
（＊18）IARC Press Release No. 240. 2015.
（＊19）2019 Organic Industry Survey(Organic Trade Association).
（＊20）「環境保全型農業をめぐる事情」農林水産省、２０１５年１月。
（＊21）協生農法は、株式会社桜自然塾の登録商標です。Synecocultureは、ソニーグループ株式会社の商標又は登録商標です。
（＊22）npj Science of Food(2)16:21,Sep,2018.
（＊23）Proceedings of the 3rd African Forum on Synecoculture.
（＊24）Agriculture. 14 December 2020;10(12):632.
（＊25）「島根大学地球資源環境学研究報告19」２０００年12月、57～64頁。
（＊26）FAO of the United Nations,The State of Food and Agriculture.

第5章　微生物で接続する、腸と土、人と自然
――食の選択・ライフスタイル編

（1）腸内の土壌を改良する食の選択

食の選択への無関心は、心身を壊すことに

さて、本書の最終章に当たるこの章では、腸内や地球の土を回復するための食をどう選ぶかについて、お伝えしていきます。まず、基本的な食の選択について共有したいのは、「『〇〇**禁止！**』**は、本質ではない**」ということです。

超ジャンクなハンバーガーやスナックでさえ、原料を選べば、立派なプラネタリーヘルスフードにもできてしまいます。元々ジャンキーな国アメリカでは、オーガニック人口拡大と共に、ジャンクフードや日常的な食品全てを、この手のスイッチした食品に置き換えて、不自由なく生活することが可能です。

しかし、現状の日本では、全く無意識に食を選択していると、当たり前に心身を壊し、依存してやめられなくなる食品も溢れています。そして、そのような食べ物は、概して、生産において環境を壊し、加工において自然状態の持つ全体性と機能性を失い、そのために食する私たちの土壌を侵し、心身を壊します。

今の世界的な生産・製造・流通・消費においては、あまりにもエコシステムとかけ離れた社会システムが作られているため、生活者が生活圏内で出会う食品の多くが、人と地球に何らかの負荷をかけているのが現状です。

しかし、少しの知識を持っていれば、これを回避できます。そしてまた、多くの食品は、農畜産の方法や加工方法、昔ながらの品種の選択や代替品へのスイッチなどの方法で、禁止せずに済みますし、ガマンせずに美味しい毎日を過ごすことができるのです。

とはいえ、こうした取り組みをすると、日本ではまだ、少々エンゲル係数が上がる可能性もあります。しかし、すでに私の近所では、ファーマーズマーケットやオーガニック専門スーパーの野菜の方がむしろ安い場合もありますし、農家からの直接購入、通販などの方法をとれば、流通コストを下げて、一般的な農法の農作物と変わらない値段でも購入できます。

本書では、まだ一般化されていないものの、持続可能性を持った農業や畜産の方法もご紹介してきました。少しの洞察を踏まえた工夫、先人の知恵の復古、そして、革新。現状の狂ったシステムを変えて、未来に持続可能性を持って、食という文化を紡いでいくために、一人ひとりの力動が必須なのです。

食べることは農業的行為である

社会を構築する各分野で、一丸となって同じ未来を描きながら、新しいシステムを作っていくことが不可欠ですが、私たち一人ひとりにもできることがあります。

アメリカの環境文化学者のウェンデル・ベリーの言葉に、「食べることは、農業的行為である」というものがあります。

農業で作られたものを最終的に選択するのも、農業や食品産業が最終的に行き着く先も、一人ひとりの生活者なのだから、一人ひとりが農業に加担している責任者だという考えです。

しかし、多くの人たちは、自分を受動的な消費者としか捉えていません。

多くの人が、環境に負荷をかける食品を選択し続けると、そこにニーズがあると判断したマーケットは、それを販売し続け、生産者はそれを作り続けるというループが生まれます。

ですが、私たちが、目の前の商品を受動的に受け入れる非力な消費者ではなく、自覚を持って賢明な選択をする食のループの最終的な責任者へとシフトすることで、全体のフローを変化させることも不可能ではありません。

そしてそれは、ひいては自分の健康のためにもなるのです。

前述の『ドローダウン』の試算によれば、食の問題に真剣に取り組むことで、温暖化問題に最も大きく寄与できることになります。

あらゆる消費においても、そのバックグラウンドにまで意識を拡大して、賢明に消費することで、自分の健康だけでなく、ＳＤＧｓにも貢献できます。ＳＤＧｓを企業のパフォーマンスではなく、自分たちで実践することができるのです。

そこでご提案したいのが、**地球の土壌と同時に、自分の腸内環境のエシカル**（倫理的：環境保全や社会貢献の面で）**でサスティナブル、かつ腸内の土壌改良にもなる食の選択です。**

自然環境にも配慮された食の選択が、腸内環境を改善し、自分自身の健康にもつながるのであれば、日々行動する身近な「意味」になるのではないでしょうか。

人と地球のための健康食「プラネタリーヘルスダイエット」

「それでは、そのためにいったい何ができるの？」という疑問に対して、具体的な策として提案されているのが「プラネタリーヘルスダイエット」という食事方法です。

プラネタリーヘルスダイエットが、従来のダイエットと全く違う点は、人の健康だけでなく、人を含む地球全体を健康にすることを目指しているという点です。

既存のダイエット・食事法は、個人の内的環境を最適化し、健康を実現するためのものでした。しかし、食は、生命の網をつなぎ、人と外的環境の土をつなぐ媒介ですから、どんなダイエットも、外的環境に影響を与えています。

人は、「人」対「地球」と切り分けて認識してしまいがちですが、本当は、全てが生命の網の一部なのですから、「人」は「地球」に内包され、相互依存関係です。

「はじめに」で触れたように、**人と地球を切り分けず、多様な生物が生かし合う自然環境を維持し、この惑星全体の健康を実現することを「プラネタリーヘルス」といいます**（＊1）。

この具体的な方策としての食事法が「プラネタリーヘルスダイエット」というわけです。少し窮屈そうに感じられるかもしれませんが、日本人にとっては、歴史や文化に基づく伝統食を見直し、現代風にアップデートしてアレンジすれば良いだけともいえるので、かなりのアドバンテージです。

ひとまず、ご説明しましょう。

プラネタリーヘルスダイエットは、２０１９年にイギリスの医学誌『ランセット』に発表された、世界16カ国の各分野の研究者37名が、科学的な根拠に基づき、人間の健康と同時に、持続可能な食糧システムを実現する解決方法として、世界に掲示した食のガイドラインです。医療やヘルスケアの専門家だけでなく、環境や生物、社会など、様々な分野の専門家が寄ってたかって考えたということが大きなポイントです（＊２）。

食は、人を最適化すると同時に、農業や畜産などを通して、地球環境の健康にも大きな影響を与えますが、それが人と地球の両方を脅かしているのが現状です。

不健康な食事は、喫煙やアルコール、ドラッグよりも、病気の罹患率や死亡率を高めてしまうと同時に、気候変動や生物多様性の減少、砂漠化などの問題を促進します。

先進国では食糧の過剰により、生活習慣病が増加し、フードロスが問題になる一方で、世界では8億2000万人が栄養失調、20億人以上が微量栄養素欠乏の状態にあるというアンバランスがあります。

このままの食生活を世界全体で続けていては、2050年に人口が98億人を突破した際の食糧需給が間に合わないことが指摘されています。

12種類の作物と5種類の動物で75%のエネルギー――生物多様性の回復の必要性

プラネタリーヘルスダイエットでは、特に、生物多様性の減少に大きく関わる農業や畜産の問題にフォーカスしています。

地球上の植物の種類は25万種、生物は137万種類、脊椎動物は6万6000種類ほどいるにもかかわらず、農業の起源以降、人が「これは食料になる」と選定したものだけを農業や畜産で増やしてきました。

その結果、現在は、世界のエネルギー摂取量の75%が、たった12種類の作物と、たった5種類の家畜動物で占められており、このことが生態系をアンバランスにし、また生物多様性の減少に大きく関わっています。

特に、ここまでも繰り返し述べてきましたが、とうもろこしなどの作物は、人のため以上に、人の食料になる家畜の飼料として育てられ、砂漠化や気候変動の問題に大きな影響を与えています。過去50年で、世界の人の食生活は37%が類似しており、このように偏った食糧需給に依存しているとされています。

戦後、日本人の食生活が欧米化し、小麦粉と牛乳、肉中心に変わったのも良い例です。世界人口は増え続けていますが、このまま単一の穀物や、肉食を続ける人口が増えると、食糧需給は追いつかず、環境は完璧に破壊され、地球が崩壊してしまうと予測されています。

プラネタリーヘルスダイエットでは、**生物多様性を回復するために、単一の作物だけを田畑に植えるモノカルチャーに依存した食糧需給から離れ、農場や野生に存在する野生種や在来種なども含めて、何千種、何百万もの品種の動植物を食料として取り入れ、農業による生物多様性を確保することを提案しています。**

当然、こうした食物を食べることで、腸内環境の多様性も回復します。

私が春の里山で野草摘みを学んだ結果、里山に生えている「雑草」と呼ばれる植物は、結構な割合で食べられますし、美味しいことが分かりました。植物学者の牧野富太郎先生のおっしゃるように、**「雑草と呼ばれる草はない」**のです。
しかし、毒性を持つものもありますので、ぜひ、知識が豊富な賢人と共にどうぞ。

この食事方法によって、国連のSDGsとパリ協定で示された目標を達成することが目指されています。日本ではあまり話題になっていませんが、世界的には、SDGs達成のために世界各国が全体で取り組んでいくべきとされています。
実行のためには、「グレート・フード・トランスフォーメーション」とガイドラインが呼ぶ、かつてない大きな食の方向転換が必要とされており、5つの戦略が示されています。

①世界各国がコミットすること。
②大量生産型から質を重視した生産方法にシフトすること。
③持続可能性を重視し、健康的な食糧の生産を増やすこと。
④土地や海洋の管理を行うこと（※土地を荒廃させる農地をこれ以上増やさず、生態系と生物多様性の高い森林を回復し、漁業による海洋の生態系への悪影響から海洋資源を守る）。
⑤SDGsに沿ってフードロスを最低でも半減させること。

世界、国家、社会全体で取り組んでいかなければ実現できないとはいえ、これは、私たちの日々の食の選択の問題です。

一人ひとりが知るのと知らないのとでは、大きな違いがあります。知らずに被害者兼加害者になることを防ぐためにも、知った上で、自分で選択権を持つことが重要ではないかと思います。

そして、自分にとって実現可能なところから、小さなステップを積み重ねていくことです。具体的な方法は、後にお伝えしますが、たとえば、毎日のハムエッグとトーストの朝食を、納豆と雑穀ごはんに変えるだけでも、大きな一歩です。

本書の提案する食の選択は、この方法論を遵守するわけではありませんが、結果的にプラネタリーヘルスにつながります。そして、腸内の土壌改良にも。

プラネタリーヘルスダイエットの「型」

歌舞伎などの伝統芸能にも、「型」があるから「型」破りができるわけで、無秩序に暴れることは美しくありません。まず、「型」をご紹介します。

資料10
プラネタリーヘルスダイエットでの１日の食事の目安

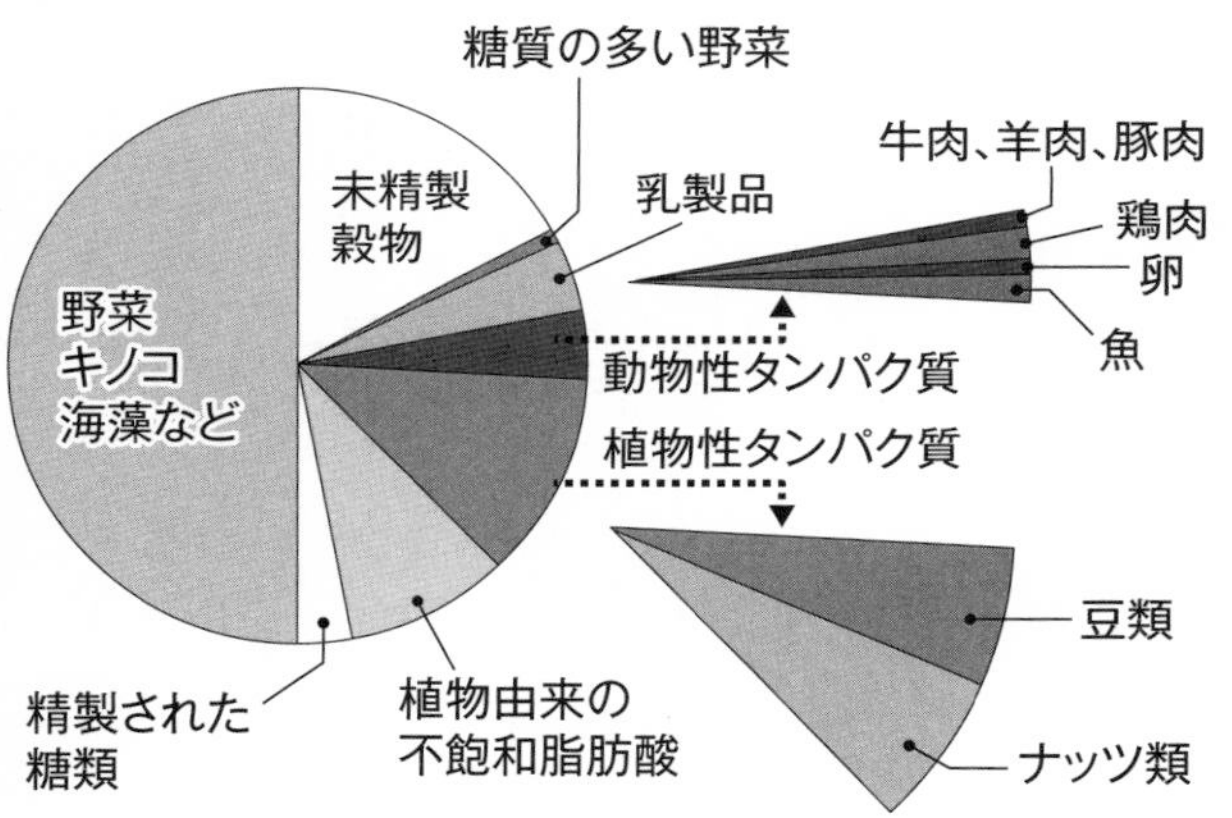

プラネタリーヘルスダイエットでは、１日２５００キロカロリー程度のエネルギーは維持しながらも、人と地球の健康を害する赤身の肉や動物性食品、精製された穀物、砂糖などの添加糖分を減らし、その代わりに、植物由来（プラントベース）の全粒穀物、豆類、果物、野菜を大量に摂取することが推奨されています。

各国の食糧事情や、また生産方法によっても、最適な量は違います。世界各国の食文化や食糧需給を踏まえた内容ではないので、各国流にアレンジすれば良いのです。

平均的な目安は、**先進国では、肉は従来の半分。野菜を倍に、**とされています。

資料10にあるように、1日の食事のうち、半分は野菜やキノコ類、果物など。残りの半分を、全粒粉の穀物、植物由来のタンパク質（ナッツや豆など）、不飽和脂肪酸を含む植物油、それに、少々の動物性タンパク質と乳製品、デンプン質の多い野菜、砂糖などの添加糖分という割合にします。

1日の具体的な量の目安は、細かいため、参考程度にご紹介します。

・未精製の穀物（米、麦、とうもろこし、大麦など）：232g
・デンプン質の多い野菜（イモやキャッサバなど）：50g
・野菜：300g
・果物：200g
・乳製品：250g
・ナッツ類：50g
・タンパク源
　赤身肉（牛肉、羊肉、豚肉）：14g（1週間でハンバーガー1個分）
　鶏肉やその他の家畜の肉：29g

卵：13ｇ（1週間で1個ちょっと）
魚：28ｇ
豆：75ｇ

・添加糖分：31ｇ
・不飽和植物油：40ｇ
・飽和脂肪酸：11・8ｇ

「完全に○○禁止！」という方法ではなく、肉や魚、乳製品も少々は摂れますし、カロリー制限をするわけでもありません。

動物性タンパク質は、赤身肉で、週に約100ｇ。鶏肉や魚は、週に200ｇ。卵は、週1個ちょっと。もっと食べたい！という場合の選択は、後にご提案します。

伝統食の多くはプラネタリーヘルスにぴったり

私たち日本人にとっては、伝統的な「和食」のメニューの多くが、プラネタリーヘルスダイエットの良いお手本になります。

具体的には「孫は優しい」＝「まごは（わ）やさしい」食事です。ご存じの方もいるでしょう。食品研究家で医学博士の吉村裕之先生の提唱する、バランスの良い食事の覚え方です。

「ま」……………豆類
「ご」……………ごまなど種子類・ナッツ類
「は(わ)」………ワカメなど海藻類
「や」……………野菜
「さ」……………魚
「し」……………しいたけなどキノコ類
「い」……………芋類

これは、日本人が伝統的に食べてきた食品ですが、プラネタリーヘルスダイエットにもつながり、腸内の土壌改良にも最適です。料理の仕方によっては、各国料理にアレンジも自在です。

魚については、「サスティナブルなタンパク源の選択」（２９２頁〜）でも触れます。

日常の食事は文化や土に根ざしているか

ただし、戦後の日本の一般的な食生活は、精製小麦粉と牛乳と肉を中心とした、ファストでインスタントで工業的なものにずいぶんシフトしていますから、こうした食事は難しいと感じるかもしれません。ですからもちろん、急に、とはいいませんが、自分の健康のためにも、少しずつシフトしていくことをお勧めします（これは、普段からかかりつけ医にいわれていることかもしれませんが）。

後にお話ししますが、大量生産型の小麦粉や牛乳、精製された砂糖、過剰な肉食は、人の土壌に当たる腸内環境を悪化させるリスクになりますし、環境負荷にも甚大な影響があるため、持続不可能な食生活の代表です。そして、欲望に火をつける依存的な美味しさで、一度食べたらますます食べたくなる魔力があります。

食には、喜びや文化という側面もありますから、もちろん、何かを絶対に禁止だといったり、否定するわけではありません。

でも、今、習慣的に食べている食べ物は、文化に根ざしていますか？　土地の個性がありますか？　全体性を失った精製度の高い工業製品ではないですか？　喜びというよりも、欲望を煽られて依存しているだけではありませんか？

どんな頻度で食べるか、そして日常的にタンパク質を得るならば、動物から植物、また昆虫や微細藻類まで、何から摂るか。今や世界的に様々な選択肢が提案されています。いったい、何から摂れば、人間と地球に負担が少ないベターな選択となるのかを考えていきましょう。もちろん、美味しさや楽しさ、実行可能性も重視して。

フレキシタリアンくらいから実践を

細かいことを考えすぎると窮屈になってしまいますから、気楽なスタイルとしては、最近日本でも環境への影響を配慮した食生活として話題になり始めている「**フレキシタリアン**」が、実践しやすいのではないかと思います。

フレキシタリアンとは、フレキシブル＋ベジタリアンからなる造語で、柔軟なベジタリアンを意味しています。植物性食品を中心にした食生活ではあるけれども、時と場合によって柔軟に肉や魚など動物性食品も食べるというスタイルです。実践のしやすさから、世界中で実践する人が増えています。

友人との会食や記念日、気分が乗る日や旅行の際など、動物性食品を食べたい時、食べざるを得ない時もありますし、頻度はその人のライフスタイルによって違うため、決まりごとはありません。ただ、健康のため、環境のため、食糧需給問題のために、**「なるべく減らそうという意識は持っている」**。ここが、大きなポイントだと思います。

これから、本書でご提案する食の選択は、前述のように、ガイドラインなどを遵守するものではありませんが、プラネタリーヘルスを実現するという前提に立っています。

そのためのマスターキーになるのが、「**土と微生物**」です。

食の選択によって、人間と地球全体の環境を作る土壌を改良していきます。つまり、人に一番身近な環境である腸内環境を改善しながら、地球全体の環境をも改善できる食を選択します。

健康の根本は、腸内の土壌改良

栄養学の分野では、「**You are what you eat**」、つまり「あなたは、あなたの食べたものでできている」といいます。

私たちの身体の構成要素や機能を司るあらゆる分子は全て、水と、食事からの栄養素を原材料に作られています。ですから、その原材料の質が悪いと、自分の質も劣化して当然です。

でも、その前に、食べ物は消化管で消化され、腸内細菌によって土になっていることを思い出してみてください。**人が栄養素をどれだけ吸収できるかは、土の状態に左右される**のです。

どんなに栄養素をバランス良く摂ったつもりでも、腸内の土壌に腐敗菌が増えていたら、栄養素は奪われてしまい、人に利用できません。

栄養外来でよく経験することですが、栄養素を摂っても摂っても、体内の栄養素が減っていく人がいます。

この場合、まずは腸内の土壌改良を優先しないと、お金の無駄になりますし、本質的にはむしろ、土壌改良だけで、体内の栄養状態は回復していきます。良い土壌では、有用菌が、食事に含まれる栄養素を発酵させることで、栄養素をより豊かで多様にし、吸収しやすい形に変換してくれるのですから。

健康のための食事法は各流派がありますが、いずれにせよ、腸内の土壌改良が最も根本なのです。

腸内フローラの様相は、個々人で全く違いますが、共通して健康な腸内環境といえる指標が２つあります。

「腸内細菌の多様性」と「短鎖脂肪酸を産生する細菌の活躍」です。

腸の土壌改良に最適なのは、**多様性を維持し、短鎖脂肪酸を産生する細菌を育む食事**です。

これと同時に、環境にも配慮したベターな選択ができれば理想的です。

腸内の土壌改良食――シンバイオティクス

積極的に、腸内の土壌を改良するのが「**腸活**」です。

そのためには、まず、**シンバイオティクス食を日々取り入れること**です。

時代は、微生物と闘う「アンチバイオティクス」から、微生物と共に生きる「シンバイオティクス」にシフトしようとしているとお話ししました。「シンバイオティクス」の元々の概念は、食品です。

ただし、その中には、慣行畜産由来のヨーグルトのように、環境負荷も人の腸内環境への負荷もあるものが含まれていますから、手放しにＯＫというわけにはいきません。

また、腸活といえば、「ヨーグルト」というイメージが強いのは、広告の影響ですが、その他の選択肢もたくさんあります。

たしかに、ヨーグルトの発酵の素となる有用菌は、優秀な機能性を持ったスーパーエリート種です。でも、畜産による環境負荷や抗生物質・ホルモン剤の投与、お乳を大量に出すために重宝されているホルスタイン牛乳の含むカゼインタンパク（βカゼインＡ１）による腸内環境への影響などは、全く無視されています。

アメリカが日本に持ち込んだ乳製品ですが、小麦と合わせて、もはやアメリカの都市部では、スーパーの店頭で占める面積はかなり減っています。健康と環境のために避けるべき食品となり、美味しく工夫された代替品に置き換わっています。

このような状況からも、一般的な「腸活」の知識を押さえながら、日々の実践に重要なプラネタリーヘルス目線も取り入れつつ、アップデートしたいと思います。

まずは、シンバイオティクス食品の定義から。

・有用菌を摂取する食品……「**プロ**バイオティクス」
・腸内の常在細菌を育む食品……「**プレ**バイオティクス」

これらを組み合わせて、「シンバイオティクス」食品と呼びます。

「プロバイオティクス」は、発酵食品や、有用菌を配合したサプリメントなどのことです。腸内に定着はできませんが、通過する過程で数日間、腸内環境を整えたり、腸内の常在細菌をサポートして効果を発揮します。

健康な土壌で育った農作物も、**多様な土壌菌**を含んでいますから、健康な土壌で育った生の野菜やフルーツなどからも取り込むことができます。野生動物は、土の微生物ごと食べているわけですし、人類も長らく、食べるたびに土壌菌を腹に入れ、腸の土壌作りを手伝ってもらっていたのです。

最近では、有用な土壌菌（SBO：Soil Based Organisms）を含むサプリメントも販売されています。

「プレバイオティクス」は、人が分解できない代わりに、大腸まで届き、常在細菌のエサとなり発酵される食品で、これを素に、短鎖脂肪酸が作られる大切な原材料です。主に、植物に含まれる多糖類です。

代表は、水溶性食物繊維、オリゴ糖、そして、難消化性デンプン（レジスタントスターチ）、難消化性タンパク質（レジスタントプロテイン）です。

野菜、海藻、豆類、種子類、穀類、果物など、主に植物性の食品に含まれますが、この章で詳しくご紹介していきましょう。


これらを組み合わせたり、両方を満たす優秀な食品を日々食べることで、腸内の土壌が改良されていきます。


プレバイオティクスは、ほとんどの人に良い影響を与えますが、例外的に向かない人がいます。第3章でもお伝えしましたが、小腸の動きが悪く、ある種の細菌が異常に増えてしまったり、食後にお腹がガスでパンパンに張る症状とともに、腹痛や下痢を繰り返す「ＳＩＢＯ（小腸内細菌異常増殖症）」という病態がある人です。

ＳＩＢＯは、過敏性腸症候群の人では6～8割が合併しているとされています。

この場合は、プレバイオティクスを控える「低ＦＯＤＭＡＰ食」という特殊な食事療法が必要なため、腸内フローラに詳しい消化器内科に相談しながら進めていきましょう。

タンパク質・油と腸内細菌の関係

腸内細菌には、土壌菌と同じように、炭水化物（多糖類）・タンパク質・脂質・セルロースの分解が得意な菌種があり、コロニーを形成しています。

要するに、彼らの仕事は、動植物の死骸の分解なので、食事からどんなバランスの栄養素が来るかによって、その栄養素の分解が得意な菌群が増えるという単純な話です。

動物性のタンパク質は、小腸までの間にしっかり消化し、アミノ酸という素材にまで分解して、人の根から吸収される栄養素となるのが理想です。しかし、大量に食べすぎて、未消化の動物性タンパク質が大腸にまで届いてしまうと、腸内の腐敗の原因になります。

動物性タンパク質に含まれる大量の窒素や少々の硫黄は、腸内細菌に食べられると、アンモニアや硫化水素、ニトロソアミンなど、悪臭のある毒ガスを発生させ、腸壁や身体の細胞を傷つける原因になります。

大腸の腸内細菌は、基本的にはプレバイオティクスを好みますが、大腸の出口に近づくほど、プレバイオティクスが供給されづらくなります。

そのため、エネルギーを得るためにタンパク質をエサの中心にし始めると、腐敗に傾いてしまうのです。

プレバイオティクスを日々モリモリ食べて、大腸の末端にまで潤沢にエサが届くようにすれば、有機酸が産生され、腸内は弱酸性に。腐敗菌が増えづらく、発酵が中心となる平和な腸内環境を作ることができます。それに、水分も十分になければ、細菌の酵素がうまく働かず、タンパク質をアミノ酸に転換することもできませんから、水分摂取も重要です。

食事の油も、腸内細菌の複雑な代謝を受けています。

油の種類によって、腸内細菌叢を変化させ、たとえば、魚の油に含まれるオメガ３系脂肪酸では、ビフィズス菌や乳酸菌や痩せ菌の一種が増えることも分かっています。一方でラードでは、腸炎を引き起こす菌種が増え、血糖値を下げるホルモンへの感受性が低下し、脂肪細胞の炎症と肥満を引き起こすことも報告されています（＊３）。

また、大量の油は、発がんの原因になります。油を多く含む食べ物は、肝臓から消化液である胆汁を分泌させます。ほとんどは、小腸から再吸収されますが、その一部が大腸にまで到達すると、腸内細菌によって「二次胆汁酸」と呼ばれる発がん物質に変換されてしまうのです。良質な油は、人の健康のために必須ですが、過剰に摂って良いものではありません。バランスが大切です。

ここで、プレバイオティクスから酪酸、酢酸などの短鎖脂肪酸がしっかり作られていると、腸内が弱酸性に保たれ、二次胆汁酸を作る腸内細菌の活動が抑えられます。

酒粕やそば、大豆などの植物に含まれるタンパク質は、一部が食物繊維のようなプレバイオティクスの働きをして、二次胆汁酸の素になる胆汁酸やコレステロールなどの余分な脂質を排泄するものがあることが分かっています。

これを、難消化性タンパク質、レジスタントプロテインといいます。

過剰な動物性タンパク質や過剰な油脂は、腸内環境を乱すリスクになりますので、人に必要な分だけ、ほどほどに摂るのが良く、その害を抑えるためにも、植物性の食品からプレバイオティクスをしっかり摂取する必要があります。

動物性の食品は、植物性の食品に比べて環境負荷もかなり大きくなります。サスティナブルなタンパク質は何かについて、後ほど考察しましょう。

腸内の腐敗の見極めは、簡単です。便やおならが悪臭を放っていたら、腸内でタンパク質が腐っている証拠です。悪臭がしなくなるように、食事を調整して土壌改良しましょう。

（２）プロバイオティクス――腸と自然をつなぐ発酵食品

発酵という錬金術――栄養素もうま味も吸収率もアップ

発酵は、微生物による錬金術です。ビタミンやミネラル、アミノ酸、有機酸が増えて、栄養もうま味も、元の食材より格段にアップしています。吸収しづらい栄養素も、このプロセスによって吸収しやすくなります。**発酵の原因菌自体が生きて腸まで届く必要は必ずしもありません。**そのほとんどは加熱や胃酸によって死滅しますが、生み出された豊富な栄養素が人の健康に寄与します。死んだ菌の菌体を構成する成分も、腸内細菌のエサになります。

土壌や植物などの自然環境に生息する乳酸菌などの細菌、酵母、麹などのカビが、食品に付着し、人に有害な腐敗を起こすと捨てられてしまいますが、たまたま有益な発酵を起こしたものが、発酵食品として伝えられています。

世界各地の伝統的な発酵食品は、その地域に土着する有用菌によって生み出されるため、人と外的環境を接続するために最適な食品といえます。

湿度の高い日本は、特に食品の中で微生物が増えやすいので、世界有数の発酵食品大国です。発酵食品はあまり食べていないと思う人も、醤油や酢、味噌などの調味料、また、酒として、日常的に摂っているのではないでしょうか。

環境や食品に繁殖するカビが発生させる**マイコトキシン**は、かなり有毒なので注意が必要ですが、日本は有用な発酵を起こす善玉のカビを上手に活用することも得意です。

麹菌、酢酸菌、乳酸菌

まず最初が、麹菌です。味噌や醤油、みりん、酢、甘酒、日本酒、焼酎など、伝統的な発酵食品は、麹菌がいないと作ることができません。最近では、塩麹も人気ですね。

植物性の乳酸菌や酵母菌も、日本人に古くから馴染んでいます。

味噌や醤油などの調味料は、これらの微生物が順番に働いて、あの複雑な味を作っています。お酢を造るには、アルコールを酢酸に変える酢酸菌が必要です。日本では米酢が一般的ですが、ワインからはワインビネガー、シードルからはアップルビネガーが造られます。

アメリカのスーパーマーケットの棚を席巻し、ヘルシーな発酵飲料として老若男女に人気の「コンブチャ」は、紅茶を酢酸菌と酵母によって発酵させた、酢酸を含む酸っぱいドリンクです。元々は２０００年以上前に東モンゴルで生まれた発酵茶で、私たちの頭に浮かぶ「昆布茶」とは全く違う、お洒落ドリンクに進化しています。

伝統的な製法で作られるたくあん漬けや、ぬか漬け、しば漬け、すぐき漬けが、熟成が進むと酸っぱくなるのは、植物に付着した土壌由来の乳酸菌の作る乳酸のおかげです。最近、スーパーで見かける浅漬けや調味液につけたタイプは、発酵していません。

乳酸菌と聞くと、多くの人は、まずヨーグルトを思い浮かべると思います。

もちろん、ヨーグルトを発酵させる様々な乳酸菌の種類と作用が分かっており、現代では一番身近に摂れる発酵食品かもしれません。大腸で働くビフィズス菌を含む食品は、母乳を除いて、ヨーグルトの他にありません。

ただし、最近では、環境負担の影響や加工食品としての牛乳を飲むリスクから、これを控えようという流れもあり、欧米では、牛乳を使用しない「デイリーフリー」「カゼインフリー」の代替ミルクや、それを使ったヨーグルトがスーパーの棚の大部分を占拠しています。

乳製品、小麦の環境への影響、心身への働き——モルヒネと同じ作用

乳製品について、オックスフォード大学の調査によると、コップ1杯200mℓの牛乳を生産すると、代替ミルクと比較して、3倍以上の温室効果ガスを排出し、生産するのに必要な土地面積は、10倍以上となると報告されています（＊4）。

また、含まれるタンパク質の構造に問題も指摘されています。

先ほども少し触れましたが、日本やアメリカで飼育されているホルスタイン種は、お乳がたくさん出るので大量生産に向いているのですが、ミルクに含まれるカゼインタンパク（βカゼインA1）の一部が、「**カソモルフィン**」という半消化態に変化します。

この物質は、「モルフィン」と名付けられているとおり、**モルヒネと同様の化学構造**を持っています。

小麦粉に含まれるグルテンというタンパク質も同様に、一部が「**グリアドモルフィン**」という半消化態に変化します。これが吸収され、**脳に作用すると、モルヒネと同じオピオイド受容体を刺激**し、発達障害児の増加、また大人であっても、慢性的な疲労感や食後の眠気や集中力の低下、そして「また食べたい」という強い渇望を引き起こすことが指摘されています（＊5）。アレルギーがなくとも、不耐症によって影響が出ている可能性もあります。

食品に含まれる化合物は、その化学構造から人の体内で何らかの作用を発揮することも多く、良い働きをする場合もありますが、過剰に摂ることで悪い働きをする場合も多々あります。人によって感受性も違い、適量も違いますが、共通していえることは、一つの食品を偏食したり、過剰に摂ると害を受けやすいということです。

乳製品は加工処理法に留意する――低温殺菌、ノンホモ牛乳、熟成チーズ…etc.

ミルクについては、現代の加工処理法が余計に消化を難しくしています。効率重視で超高温殺菌（１２０～１５０度で１～３秒）を行うため、有用な微生物や酵素などの成分が失活します。

タンパク質のうち、ホエイタンパクは変性しますが、カゼインは変性せず残ってしまいます。さらに、脂肪分の分離を防ぐために、脂肪を均質化する**ホモジナイズ**という工程は、脂肪分を酸化させやすくします。

低温殺菌により生乳の微生物や酵素の活性を生かしたものや、ホモジナイズを行わない「ノンホモ」牛乳を生産する乳業メーカーもあります。

チーズについても同様に、微生物や酵素活性を失った加工食品であるプロセスチーズよりも、加熱していない発酵が生きたナチュラルチーズを選ぶことです。

特に、ハード、ウォッシュ、白カビ、青カビなどの様々な種類がある熟成チーズは、乳酸菌と有用なカビの発酵が進み、その代謝物が風味と栄養素に変わります。


感受性や消化力にもよりますし、万人に問題が出るわけではありませんが、消化器や精神的な不調、倦怠感など何らかの影響が疑われるのであれば、カゼイン不耐症の可能性がありますので、試しに乳製品を減らしてみると良いかもしれません。

日本では飼育数が少ないものの、**ジャージー種やブラウンスイス種**であれば、βカゼインA2という、やや構造の違うカゼインタンパク質であるため、この問題は解決できます。

アメリカでは、カゼインやグルテンの消化酵素がサプリメントとして販売されています。これらは消化を助け、害のないアミノ酸にまで分解するのを助けてくれます。日本でもiH ｅｒｂ（アイハーブ）などの輸入サイトで購入が可能です。

また、ライスミルク、豆乳、オーツミルク、アーモンドミルク、ココナッツミルク、山羊や羊のミルクなどの、**様々な種類の代替ミルクを選択するという方法**もあります。

日本でも、豆乳やアーモンドミルクを使った国内製造の代替乳製品が発売されていますね。細かくいえば、アーモンドは大量に水を必要とし、ライスミルクは田んぼからのメタンガスが発生することなどが議論されていますが、牛乳と比較すると環境負荷は小さくなります。日本の店頭では添加物が多いものもありますのでご注意を。

植物性の乳酸菌（漬け物）や納豆菌もすぐれもの

「乳製品が嫌いなのに、発酵食品を摂るために頑張ってヨーグルトを食べている」という声も聞きますが、無理に食べる必要はありません。

古くから日本人を支えている味噌や、すぐき漬けやたくあん漬け、ぬか漬けなど、様々な漬け物に含まれる伝統的な乳酸菌は、植物に付着した土壌由来です。韓国の漬け物であるキムチや、ドイツのザワークラウト（発酵キャベツ）なども、同様です。

これらの乳酸菌は、強い土壌菌（ＳＢＯ）の一種です。塩分にも強く、劣悪な環境が得意なため、強酸性である胃酸でも死なずに、生きて腸まで届くものが多くいます。死んだ菌であっても腸内の有用菌のエサになり、腸内環境を改善してくれますから、「生きて届く」は必須ではありませんが、生きて届く菌種は、より直接的に作用してくれます。ぜひ、植物性の乳酸菌の恩恵である伝統的な発酵食品にも注目してください。

納豆菌は、元々は、土壌を豊かにする枯草菌の仲間で、偏西風に乗って大陸から日本にやってきたといわれます。繁殖力が強い上に、酸にも熱にも強く、生きて腸まで届きます。ビフィズス菌や乳酸菌をサポートするだけでなく、元々土壌菌の仲間である多くの腸内細菌を元気づけてくれます。腸内の土壌を活性化する最高の味方といえます。

プロバイオティクスについて、大切なことをまとめておきます。

- 味噌や塩麹など発酵調味料を活用する。
- しっかり発酵した漬け物を少量ずつ。
- 乳製品より代替ミルクヨーグルトの方が環境負荷が低い。

・チーズは、プロセスチーズよりナチュラルチーズを。
・ジャージー種やブラウンスイス種はカゼインによる懸念がない。
・キムチやすぐき漬けなどの漬け物に含まれる乳酸菌は、生きて腸まで届きやすい。
・納豆は腸内細菌を元気づける。

サスティナブルな飲酒は可能か？――お酒という発酵食品

発酵食品という点では、お酒も絶対にダメとはいいません。

元々、人類と発酵食品の歴史は、酒から始まったとされています。糖分の多い果物が熟れて落ち、野生の酵母によってアルコール発酵したものが、お酒の始まりで、およそ８０００年前のシュメール文明からワインを醸造していた痕跡があります。

発酵したものをそのまま飲む醸造酒は、食品そのものの栄養素以上に、栄養価が豊かになります。日本酒、ワイン、シードル、ビールだけでなく、アフリカのバナナ酒、熱帯地方のヤシ酒、モンゴルの馬乳酒など、世界各国には個性豊かな伝統的な醸造酒があります。

もちろん、アルコールが過量になると腸内環境の乱れや、腸の炎症を引き起こし、肝臓や血管に負担を与える害になりますが、後述する伝統的な製法の醸造酒を適量であれば、発酵の神の恩恵を受けられます。

一般論的な適量も念のためお伝えしますと、厚生労働省は、1日当たりの適量は、純アルコール摂取量で20gで、ビールだと中瓶1本（500㎖）、日本酒なら1合（180㎖）、ワインなら1／4本（180㎖）程度までとしていますが、高齢者や女性、また弱い人では当然これ以下です。

ただし、下戸《げこ》の人は、少量でも飲んだら毒になります。「ざる」だという人であっても、調子に乗らずに上限を守って、休肝日を作ることです。私自身の若かりし日の反省も込めております。

アルコールを含む飲料は、**アルコール以外の要素が取り除かれ、純度が高まるほどに、アルコールの薬理作用がより強く発揮されて害が増えます。**

食品の成分も、全体性が大切で、何かの成分だけを精製・抽出すると、薬理作用が生まれる反面、害となる可能性が高くなると考えましょう。

原材料となる食物そのものの栄養素が発酵によりさらに多様になった醸造酒を、適量飲むことがベターです。理想的には無濾過《むろか》非加熱のどぶろくですね。

ビール・ワインの、健康と環境への影響

ビールについて、原材料になる大麦は、1年で刈り取り、畑を耕す必要があるため、温室効果ガスを排出することはすでにお伝えしました。

さらに、アメリカのCALPIRG Education Fundが2019年2月に発表したところによると、アメリカ産や中国産、メキシコ産、アルゼンチン産、イギリス産などのビールやワインの多くのブランドに、除草剤グリホサートが含まれていることが分かりました（＊6）。

一般社団法人 農民連食品分析センターの調査（＊7）では、サンプル数は少ないものの、日本で販売されているイタリアやフランス、スペイン産のものでは不検出か微量がほとんどとなっています。

国産ワインでは調査がありませんが、山梨県産ワインの残留農薬調査では、微量ですが、殺虫剤2項目と殺菌剤7項目の9項目が検出されているという調査もあります（＊8）。

グリホサートの使用はヨーロッパを中心に廃止の動きがありますが、まだ過渡期といった

ところです。検出事例もありますが、オーガニックの方が現状は安全といえます。

ワインの生産地の農薬や化学肥料汚染は、１９９０年代に深刻化し、フランスにおいても各地で、土壌や水質環境の汚染、温室効果ガスの排出などが深刻になり、ワイン造りに肝心の気候風土である「テロワール」がことごとく汚染されてきた過去があります。

世界最高のブランド地区であるフランスのシャンパーニュ地方は、寒冷で湿度が高いという難しい気候条件から、薬剤の使用量が特に多い地域で、１９９９年の収穫期に、マヌル川の魚が大量死したという黒歴史があります。

こうした反省を踏まえ、２０００年代にフランス各地では真剣な取り組みがスタートしています。

シャンパーニュ地方では、「サスティナブルなブドウ栽培と、サスティナブルな発展」を目指して、新たな認証「ＶＤＣ（Viticulture Durable en Champagne）」の認定制度も設けています。現在、約15％ほどのメゾンや栽培農家が取得している状況です。

ただし、ブドウの栽培においても、ビオ＝オーガニックであれば良いというわけではありません。ワイン用のブドウ栽培のオーガニック農法では、病害虫の予防のために、蓄積性が問題になる硝酸銅を含む「ボルドー液」の使用が認められています。「デメター

（Demeter）」という認証では、「ビオディナミ農法」を基本とし、硝酸銅の使用にも上限を設けています。

日本の酒店や、レストランでも、この認証付きのワインを選ぶことができます。

また、酸化防止剤である亜硫酸塩などの添加物も控えた自然派ワイン（ヴァン・ナチュール）は、日本でも簡単に手に入るようになってきました。微生物の活動によって変性しやすく、カビ毒混入のリスクもあるので、輸送や管理にかなり気を遣いますが、いずれも個性派で、飲めば飲むほど面白くなってきます。

りんごの発酵酒シードルに注目――これぞ発酵健康酒

また、私自身が最近、「発酵健康酒」と位置付けて注目しているのは、りんごの発酵酒であるシードルです。ワインと比べて低アルコールですし、上手に選べば、シンバイオティクスになります。本格派のシードルは、微生物の錬金術によって、「1日1個で医者いらず」といわれるりんごの効果をさらに高めます。

りんごは「農薬を使わないと作れない」というのが、日本の常識ですが、それは、食用の甘い品種をきれいな見た目のまま出荷し、甘い品種で酒を造っているからです。

日本と違い、世界の醸造用の苦味の強いりんごには、鳥や虫、毒性のカビなど病原性微生物に対抗するためにりんごが身につけたファイトアレキシンが特に豊富です。これが、シードルに奥深い味わいをもたらしつつ、抗酸化作用を発揮して、人の健康にも貢献します。シードル造りでは潰して醸造してしまうため、見た目を気にする必要がなく、無農薬での栽培はハードルが低いのです。

ファイトアレキシンの一種、高分子プロアントシアニジンには、肥満マウスでの体重増加抑制作用、痩せ菌と呼ばれるアッカーマンシア菌の増加作用が確認されています（＊9）。

また、発酵によってリンゴ酸やクエン酸などの有機酸が豊富になり、腸内環境を改善し、エネルギー代謝を高めます。

さらに、無濾過非加熱であれば、酵母も生きている上、りんごの皮や芯など食べられない部分に多い水溶性食物繊維・ペクチンが溶け出るため、腸内細菌のエサとなり、短鎖脂肪酸産生を高めます。

地域によっては、酵母以外の有用菌も発酵に加わります。

たとえば、私が注目しているスペイン・バスク地方の伝統シードル「イサステギ」は、乳酸菌も添加するマロラクティック発酵を行い、乳酸による酸味が特徴です。発酵が生きていると味はどんどん変化しますが、それも微生物の活動と思えば、楽しいものです。

日本酒は世界に誇る発酵技術――ただし糖質の摂りすぎに注意

日本の伝統的な醸造酒は、日本酒です。発酵によって生まれるうま味成分・アミノ酸は、ワインの2倍以上で、世界に誇るべき素晴らしい発酵飲料です。

しかし、残念ながら、ワインやシードルのように、オーガニック栽培の米を使ったものが極めて稀なのが現状です。

蔵人たちが微生物と対話しながら、発酵が息づく素晴らしい酒を造る酒蔵といえば、「寺田本家」（千葉県香取郡）です。こちらでは２０１０年から、完全に無農薬の米を使っているそうです。蔵にいる多様な微生物との共生関係によって、蔵付きの酵母や乳酸菌を使って生まれる貴重な日本酒です。無濾過で火入れをしていない生きた酒からは、発酵の歓びが感じられます。

酒の命である水は、寺田本家の裏にある神社の鎮守の杜が抱く、豊富な水源由来の井戸水です。

日本において、酒と神は切り離せません。酒は、里に豊穣をもたらす神に捧げる供物であり、本来、人と神をつなぐ媒介として、人に下ろされたものなのです。

とはいえ、糖度の高い醸造酒は、糖質過多になるため、日常的に量をわきまえる必要があります。

また、糖度が低いと人気の、ウィスキーやブランデー、焼酎などの蒸留酒は、製造過程で様々な栄養成分が取り除かれ、アルコール純度が高まっていくため、健康面へのマイナス作用が増えていきます。

先ほども述べたように、そもそも酒は、人と神をつなぐ存在でした。しかし、それが欲望を満たすものに変わってしまったことが退廃の原因です。

最近、高純度なドラッグとでもいうべき、安価なアルコール類が出回り、依存症やうつ病などの精神疾患を引き起こすことでも問題になっています。工業生産された缶入りのチューハイなど、精製されたエタノールに、果汁や少々の香料や甘味料、炭酸などを加えた安価な酒類です。全体性を失うことで、薬理作用・副作用が全面的に発揮された現れです。

いずれにしても、腸内細菌にとっても、人にとっても、アルコールは毒となる側面を持っています。

日常的にというよりも、祭りの際に神事として飲むのが、本来の適正な付き合い方なのかもしれません。日常的に酒による酩酊《めいてい》状態、ある意味トランス状態になると、心も身体も壊れるのは当然ともいえるでしょう。心地良い付き合い方がしたいですね。

私が気に入っているのは、古事記の国造り神話にも登場する神々の島、島根県隠岐《おき》諸島の隠岐酒造が室町製法を再現した「隠岐誉　室町の純米酒90」です。隠岐米・神の舞をほぼ削らない、琥珀色《こはくいろ》の馥郁《ふくいく》とした酒をチビリといただきます。

発酵食品としてのお酒について、注意する点をまとめておきます。

- 蒸留酒より醸造酒がベター。
- ビオやナチュールを選ぶ。
- 糖質の摂りすぎにも注意する。
- 精製度と度数の高い酒類は、ドラッグ。
- いずれにせよ、毒の側面があることは忘れずに。
- 神の恵みと考え、神事としてありがたくいただく。

（3）プレバイオティクス――腸内の有用菌を育成する

食物繊維は最強のスーパーフード――食べ物のカスではない！

短鎖脂肪酸を生み出す細菌を含む、腸内の有用菌が大好きなエサ・ナンバー1は、食物繊維。これに尽きます。

少し前までは、人間の能力では分解できないので「食べ物のカス」などと言われていましたが、汚名返上。今や最強のスーパーフードとして立場逆転です。単なる、便秘解消フードでもありません。

食物繊維には、水に溶けやすい水溶性と、水に溶けにくい不溶性がありますが、特に有用菌のエサになるのは、水溶性です。

水溶性食物繊維の代表食材は、ワカメ、昆布、寒天、海苔などの海藻のヌルヌル成分であるアルギン酸。りんごやプルーンなどの果物に含まれるペクチン。こんにゃくのグルコマンナン、ゴボウや菊芋などのイヌリンなどです。

特に、日本人は、海苔やワカメの恩恵を受けやすいことも分かっています。

早稲田大学の服部正平先生らの研究チームの解析で、約90％の日本人の腸内細菌は、海苔やワカメの食物繊維を分解することができる酵素遺伝子を持っていることが分かりました。その他の11カ国の人では、０～15％にとどまったとのことです（＊10）。

今日から、食卓には海藻は必須です。

ちなみに、海苔は焼くと誰にでも消化できるようになりますので、焼き海苔は万人にマル。焼き海苔１００g中の約３～４割が、水溶性食物繊維です。自然に生えたものを収穫するだけですから、環境負荷も極めて低く、人にも環境にも優秀な食材です。

不溶性食物繊維の方は、エサにはなりませんが、フカフカの寝床になることで、腸内細菌を養います。便のかさが増し、腸を刺激するので、腸内の腐敗によって発生した有害物質を押し流す働きもあります。

不溶性食物繊維を含む代表食材は、雑穀類、豆類、キノコ類、ゴボウやブロッコリーなどの野菜といったところです。

ヘルシーフードの代表アボカドは、プラネタリーヘルス的ではない

水溶性食物繊維が豊富な食材に、アボカドも、といいたいところですが、アボカドは、全くプラネタリーヘルスの真逆です。

今、先進国で「ヘルシーフード」としてアボカドが人気になりすぎ、その巨大マーケットをまかなうため、資本家やギャングによる悪質な大量生産が行われ、メキシコや南米、アフリカなどの干ばつ被害や森林の破壊、不当労働が問題になっています。

アボカドの実を育てるために、森林が切り開かれ、資本家が不当労働を強い、さらに、大量に水を必要とするアボカドの生産のために、地下水を汲み上げすぎて水が涸れ、労働者が飲み水に困る事態に陥っています。

コーヒーやバナナなどのプランテーションも、不当労働や環境破壊の問題になっていますが、アボカドは、バナナの2倍、コーヒーの3倍のカーボンフットプリント（原材料の調達から生産、流通、廃棄・リサイクルに至るまでの全体を通して排出される温室効果ガスの排出量を二酸化炭素に換算したもの）でもあります。

私も、「腸活」という視点ではアボカドをお勧めしてきましたが、プラネタリーヘルスにまで拡大すると、お勧めするわけにはいきません。

先進国の食料のために、途上国の人や環境を犠牲にすることを避けるためにも、人と環境の循環を取り戻すためにも、自分の暮らす環境の足元にある食材を選ぶことです。

豆類のイソフラボンを生かすにも、腸内細菌の多様性が重要

大豆や小豆などの豆類は、特に、腸内細菌の中でも「**若返り菌**」と名高いエクオール産生菌のエサであるイソフラボンを含んでいます。

イソフラボンは、それだけでは効果を発揮せず、腸内のエクオール産生菌に食べられ、その代謝物としてエクオールに転換されることで、ようやく発揮されます。

エクオールは、女性ホルモンに似た働きを発揮して、更年期症状を緩和し、皮膚を若々しく保ち、骨粗しょう症を防ぎ、乳がんや子宮がん、また男性では前立腺がんのリスクを低下させることが分かっています。

じつは、以前は日本人の4割程度がこの菌を保有しているとされていたのですが、最近の調査によると、97%の人がエクオール産生菌を保有していることが分かりました。しかし、エクオールが実際に分泌されている人は、22%しかいなかったとされています（＊11）。

エクオールが分泌されている人では、腸内全体のダイバーシティが保たれていて、食物繊

維や大豆製品をしっかりと食べていたとのこと。逆に、この菌がいるのにエクオールが作られていない人は、喫煙や外食が多く、ラーメンやアルコールを好み、ライフスタイルが乱れていたそうです。

エクオール産生菌が活躍するにも、多様な腸内細菌がサポートし合う環境が大切ということであり、バランス良くシンバイオティクス食品を食べることが大切といえそうです。

残念ながら最近、手抜き料理をサポートすることで人気のパック野菜や水煮野菜、水煮後冷凍された野菜では、塩素消毒と水にさらす工程の繰り返しや、水で煮る工程により、野菜に含まれるはずの土壌菌は殺菌され、水溶性の栄養素と食物繊維が水に流れてしまいます。

こうした野菜は、大量の調理が必要な学校給食や飲食チェーンでも使用されています。飲食店は、チェーン展開されているところより、店主のこだわりのある店を選べば良いですが、学校給食は選ぶことができません。

学校や自治体単位で地産地消を推奨する学校もあります。移住者も多い千葉県のいすみ市では、2017年から全ての小中学校で100%が有機米になりました。自治体によって質の格差が大きいのが学校給食ですが、これを動かすには保護者の声の高まりが必要です。

プレバイオティクスの筆頭である食物繊維について、注意すべきことをまとめておきます。

- 野菜、海藻、豆類、雑穀類、キノコ類はもりもり食べる。
- カット野菜・水煮野菜を避け、自分で野菜を切る。
- チェーン店より頑固な店主の飲食店へ。
- 学校給食の改善に声を上げる。
- もちろん、栄養面・環境面でも持続可能な農法由来のものを。

腸内細菌のエサになる炭水化物は何か？――小麦が与える環境負荷

炭水化物は、上手に選べば良質なプレバイオティクスになります。

人類は、狩猟採集時代から、自生していた古代の穀類を食べていたことが分かっています。未精製の穀類は、食物繊維が豊富ですし、デンプンの一部は、冷えると食物繊維のような働きをするレジスタントスターチとなります。

一方で、今、作られている米も小麦も、品種改良が重ねられ、含まれるデンプンやタンパク質構造が全く変わってしまっていることや、精製して食べることによって、美味しさが増す反面、害にもなっています。

まず、小麦です。グリホサートが残留する輸入小麦の問題はすでにお伝えしました。精製されると食物繊維が取り除かれてしまいますが、全粒粉を選ぶと、今度はグリサホートの残留率が高いというパラドックスがあります。

これを避けるには、国産の小麦の方がベターです。

ヨーロッパでは、規制の動きが出ており、たとえば、イタリアの大手パスタメーカー「バリラ」では、残留グリホサートが０・０１ppm以上の小麦は使わないと決め、残留率の高いカナダからの輸入小麦の使用を削減しています。

小麦は、古代から食べられてきた穀類ですが、第二次世界大戦後に起きた、穀物の生産効率を上げる「緑の革命」と呼ばれる農業革命によって、品種改良が重ねられ、古代種ではごくわずかであったタンパク質・グルテンを多く含むようになってしまいました。

さらに、化学肥料や農薬とセットで行われる大量生産のため、必然的に残留する化学物質と環境負担も大きくなります。

グルテンがもたらす心身の不調に注意

小麦の系譜を辿ると、小麦の祖先であるヒトツブ小麦（ＡＡゲノム）と、現代の小麦（ＡＢＢＤＤゲノム）では遺伝子が変化しており、ゲノムの違いによってグルテンの性質が変化してしまったことが毒性を高めているとされています。

古代小麦の中でも新しいスペルト小麦は、現代の小麦と同様の遺伝子（ＡＡＢＢＤＤゲノム）ではありますが、グルテンの含有量は１％未満で、ほとんど含まれていません。

現代の小麦では、数十倍にもなります。特にねばねばモチモチを生み出すため、強力粉に豊富です。

現代小麦に含まれるグルテンは、比較的消化が難しく、前述した半消化態（グリアドモルフィン）に変化する懸念に加え、腸の防御壁のすき間を広げる物質、ゾヌリンを増やします。ゾヌリンは、栄養素の吸収を助ける生理的な物質ではありますが、食べ続けることでアレルギー物質などを体内に取り込みやすくし、腸だけでなく全身の炎症の原因になることが懸念されています。

また、グルテンに関連する症状は、アレルギーだけでなく、グルテン不耐症、自己免疫疾患として、セリアック病（グルテンに対する免疫反応が引き金になって起こる遺伝性の自己免疫疾患）や小脳失調を起こすグルテン失調症などが明らかになっています。

日本では、セリアック病が少ないために、アレルギー以外はあまり問題になっていませんでした。ただ、京都大学の研究で、原因不明の小脳失調のうち、36％で、グルテンの一種であるグリアジンに対する抗体が陽性であり、この抗体が陽性であるグループでは、運動神経障害や軽度認知症状などが多かったと報告されています（＊12）。

感受性の高い人たちでは、明らかな不調やうつや統合失調症、自閉症との関連も指摘されており、無視できない問題となっています。

これを受けて、兵庫医科大学の精神科では、２０１９年より、グルテンへの感受性を調べ、専門的な治療へつなげる「グルテン専門外来」をスタートして、研究を進めています。


戦後、米国によってもたらされた小麦や牛乳文化ですが、アメリカでは、グルテンやカゼインを含む食品を食べない健康法「**グルテンフリー**」「**カゼインフリー**」が拡大しています。

むしろ、日本の方がこの問題に無頓着で、離乳食の段階から「ちゅるちゅる食べようね〜」といってのどごしの良い麺類を与えるなど、大量生産型の小麦や乳製品を与えまくっています。個人差もありますし、感受性の低い人が常識的な量を摂取する分には、許容範囲なのかもしれませんが、無防備に食べて良いものではなさそうです。

最近では、グルテンを含まない古代小麦や米粉、タピオカ粉などで作られたパンや麺類も販売されています。味の点でもどんどん改良されていますから、一度試してみてください。

米はモチモチよりポソポソ、雑穀も食べる

本来の食文化である米に戻れば、グルテンは避けられます。

ただしこちらも、品種改良によって、美味しさの反面、腸内細菌と人の健康にマイナスとなっている側面があります。

こんなにモチモチした白米を日常的に食べるようになったのは戦後の話です。米は、水耕栽培によって、メタンガスが発生しやすいため、穀物の中ではカーボンフットプリントが高いとされています。

第４章でも触れましたが、日本の農畜産分野でのメタンガス発生源は、第１位が稲作で、家畜よりも多く、58・８％を占めています（＊13）。とはいうものの、我が国で「主食に米を食べるな」ということはできません。ここは農法の工夫が求められるところです。

デンプンには2種類あります。モチモチして人が消化しやすいデンプンと、ポソポソして人が消化しづらく、食物繊維のように働くデンプンです。

ポソポソしたタイ米やインディカ米などに含まれるデンプンは、冷えると食物繊維のような働きになり、腸内細菌のエサになります。これを、消化に抵抗性があるデンプンという意味で「レジスタントスターチ」といいます。これまでにも取り上げてきましたね。

他にも、豆類、じゃがいも、タピオカなどに含まれるデンプンは、レジスタントスターチになりやすい種類です。

日本で一般に食べられている「うるち米」には、2種類のデンプンが混ざっていますが、最近人気の、冷めてもモチモチ食感が維持される品種のお米は、レジスタントスターチにはならないデンプンが多く含まれています。

コシヒカリ系よりもササニシキ系のようなさっぱりした品種の方が、レジスタントスターチ効果は得やすくなるのですが、冷害に弱いササニシキの作付けは減り、現在流通しているうるち米は、ほとんどがコシヒカリ系の品種です。

胚芽を残した分《ぶ》づき米にしたり、雑穀を混ぜるなどすると、プレバイオティクス効果を補うことができます。私自身は、地元岡山の古代種である黒米や赤米などの雑穀が混ざった無農薬無肥料の米を主食にしています。

玄米の場合は、繊維質にフィチン酸という排泄効果の高い成分を含むため、十分に浸水した上で炊き、よく噛んで食べる必要があります。

日本のメタンガス発生の第１の原因は稲作——農法で低減

田んぼからのメタンガスを抑える方法は世界的に研究されていますが、実践的な方法と、革新的な方法を２つご紹介します。

まず、なぜ田んぼでメタンガスが発生するのかといえば、微生物の働きです。

水を張った田んぼの底では、稲の成長と共に酸素が少なくなり、酸欠状態に強いメタン生成菌が活発になり、稲を煙突の代わりにして、大気中にメタンガスを放出してしまいます。

ここで、伝統的な「中干し」と呼ばれるプロセスを加えて、田んぼの水をいったん抜くと、土に酸素が戻り、メタン生成菌の活動を抑えることができます。この方法は、農業環境技術研究所によってマニュアル化され、普及されています（＊14）。

革新的で面白い方法もあります。

第４章でも少し触れましたが、カリフォルニアで生まれた、田んぼに魚を共生させる

「Fish in the Fields」というプロジェクトです。大型の魚を田んぼに飼うことで、田んぼの炭素をメタンガスにする代わりに、魚の身の原料にしてしまうことができます。

田んぼ内で栄養も循環するため、田んぼの生物多様性も高まり、農薬を低減し、温室効果ガス発生の少ない稲作を可能にすると同時に、タンパク質源も生産できるため、農家の収入アップにもつなげたいという計画です。

炭水化物（特に小麦・米）を選ぶ上で注意したいことをまとめておきます。

- 輸入小麦より国産小麦。
- 現代小麦より、古代小麦（ヒトツブ小麦・カムット小麦・スペルト小麦など）。
- グルテンを避けるなら、小麦より、米。
- モチモチ系の米より、ポソポソ系の米の方が腸にはベター。
- 古代米や雑穀も食べる。
- 無農薬・無化学肥料を選ぶ。

砂糖はカンジダ菌の大好物――増えると腸内だけでなくあらゆる機能を低下させる

我が家には、砂糖はありません。その代わり、プレバイオティクスになるオリゴ糖と、ノンカロリーの羅漢果《らかんか》甘味料を常備しています。

精製された白砂糖（ショ糖）や、とうもろこしなどから製造される果糖ブドウ糖液糖などの異性化糖は、安価で大量生産が可能で、多くの食品や菓子類、飲料に含まれています。

未精製の黒糖に比べて、栄養素の多様性を失い、糖の薬理作用が前面に出ているある種のドラッグです。

脳の依存・報酬系であるドーパミンを分泌させ、ストレス解消になる代わりに、もっともっと欲しくなり、糖質依存の原因になり、糖尿病や高中性脂肪血症、動脈硬化、脂肪肝など生活習慣病も引き起こします。

砂糖や果糖は、腸内のカンジダ菌の大好物です。

カンジダ菌は、酵母の一種で、そこらじゅうにいる弱いカビ菌なので、大人しくしている分には大した病原性もないのですが、増えてしまうと問題です。カンジダ菌は、腸内をアルカリ性環境にし、有機酸を分泌する有用菌を減らす代わりに、病原菌を増やします。

カンジダ菌は、腸内環境が悪化し、酸を分泌する有用菌が減り、アルカリ性環境になると、大人しい酵母型から菌糸型に変化し、活動し始めます。菌糸を腸の防御壁に突き刺し、バリア機能を低下させます。

カンジダ菌が分泌する代謝物や糖の一種が、エネルギー代謝を阻害し、身体のあちこちで働くタンパク質の働きを低下させるため、解毒や免疫、ホルモン分泌などあらゆる機能が低下します。遺伝子のオン・オフスイッチにまで影響しますから、その影響は甚大です。

特徴的な症状としては、甘いものへの渇望。そして異常に疲れやすいこと。頭もぼーっとしてうまく集中もできません。

スイーツラバーの腸内では、カンジダ菌が増えていると思って間違いありません。

砂糖より、オリゴ糖・羅漢果甘味料がお勧め

「でも、甘いものも食べたい！」という方は、オリゴ糖や羅漢果甘味料で代用しましょう。

オリゴ糖は、タマネギやバナナ、はちみつなどにも含まれる天然の甘味で、食物繊維のように小腸で消化されず、大腸まで届いて有用な菌のエサになる嬉しい甘味料です。

人のエネルギーにはなりにくいので、ダイエットにもなります。

オリゴ糖には様々な種類がありますが、注意事項として、安価に売られている「イソマルトオリゴ糖」は、小腸で消化されやすく、小腸に暮らす乳酸菌は増やすものの、大腸まで届きにくいため、効果が半減します。また、乳由来のガラクトオリゴ糖は、効果は高いものの、原料の環境負荷がプラネタリーヘルス的とは言い難いため、選ぶ際の参考に。

甘味料としては顆粒《かりゅう》タイプとシロップタイプがあります。シロップタイプは、飲み物にも料理にも使いやすいのですが、不要なものが含まれている可能性もあるので注意しましょう。「オリゴ糖」と表示してあっても、「ブドウ糖」「ショ糖」「液糖」などのカンジダ菌の大好物が含まれていたり、「アスパルテーム」「アセスルファムカリウム」などの人工甘味料が含まれている場合もあります。必ず、裏の原材料表示をチェックすることです。

羅漢果甘味料は、中国の桂林で栽培される、砂糖の約３００倍の甘味を持つフルーツ・羅漢果から抽出される甘味成分を配合した甘味料です。古くから漢方原料として親しまれ、あらゆる病の予防と治療に効果を発揮する「長寿の神果」として、地元の人に愛用されてきました。

これを甘味料に応用する技術を開発したのが、サラヤ株式会社です。

羅漢果甘味料「ラカント」の原料となる羅漢果は、品質管理の観点から、栽培指導をした契約農家でのみ栽培し、自社工場で抽出。農薬やカビ毒、重金属などの残留を抜かりなくチェックし、環境にも人にも良い製品作りの姿勢を貫いています。粗悪な類似品も増えているため、注意が必要です。

サラヤは、日本を代表するソーシャルグッドな企業の一つです。元々、医療機関などに消毒剤などを販売していたため、コロナ禍で注目もされていますが、創業から貫く「世界の『衛生・環境・健康』に貢献」するミッションの実現のために、そのプロダクトや活動を通じて、ＳＤＧｓに貢献しています。パフォーマンスではなく、理念を持って社会貢献するリーダー的企業です。

私自身は、羅漢果甘味料「ラカント」だけでなく、原料調達において環境と人権に配慮した認証植物油の普及を目指す地球に優しい洗剤シリーズ「Happy Elephant」を愛用することで、ボルネオ島の熱帯雨林の回復や、野生の象の保護など、環境保全にも貢献しています。食品や洗剤のような生活消費材こそ、消費者の一人ひとりが、理念を持った企業のプロダクトを使うことで、大きな力になるのです。

砂糖や甘味料について、注意しておきたいことをまとめておきます。

・精製された白砂糖や果糖ブドウ糖液糖は避けたい。
・砂糖よりオリゴ糖・羅漢果甘味料。
・原材料表示を確認して不要な成分がないかチェック。
・イソマルトオリゴ糖は効果が限定的。
・ガラクトオリゴ糖はプラネタリーヘルス的には控えたい。

(4) サスティナブルなタンパク源の選択

腸にも環境にも負荷をかけない食肉は？

人において、タンパク質から得られるアミノ酸は、重要な必須栄養素ですが、健康面や環境負荷の面から、タンパク源の選択はじつに悩ましい問題です。

抗生物質やホルモン剤を投与せず、狭い畜舎に閉じ込められない放牧や平飼いの家畜が、人にも家畜にも良いことはもちろんです。

穀物系飼料を与えられる家畜の肉と比べて、本来のエサである牧草で育った「グラスフェッド」の牛の肉やミルクは、炎症を誘発するオメガ6系脂肪酸の代わりに、オメガ3系脂肪酸や共役リノール酸などの、炎症を抑え、抗酸化力があり、体脂肪を減らす働きのある油を含むため、健康的です。

狭い日本では、ほとんどが狭い畜舎に家畜を飼う方法で、放牧はかなり少ないのが現状です。特に、肉牛の場合は、放牧しているのは16～18％で、なかなか国産のグラスフェッドビーフは店頭に並びません（＊15）。

しかし、少数ながら、日本でも牛の放牧風景を見ることができます。

たとえば、島根県隠岐諸島の知夫里島《ちぶりじま》では、６００人の人口に牛が５００頭。牛はのびのびと自由に暮らしており、車で走ると寝そべった牛に道を塞がれるという愉快な体験ができます。隠岐諸島は、その独特の地質や生態系から、ユネスコ世界ジオパークとしても認定されています。人の営みと自然とが共生する風景は、観光の目玉として地域の活性化にも一役買っています。

一方で、世界的には、過剰な放牧が土壌の劣化と風化、果ては砂漠化につながっています。

特に、たくさん牧草を食べる牛を飼うには、広大な牧草地が必要です。地球上に暮らす全員が、牧草牛を食べようとしたら、地球の全ての土地を牧草地にしても足りないほどです。土地の狭い日本で牧草地を広げることは困難です。

同じ農地面積（1㎡）で得られる各食品のタンパク質の量を比較すると、大豆が最も効率が良く、約60ｇ／㎡、昆虫が約30ｇ／㎡、卵・鶏肉が約10ｇ／㎡、豚肉が約５ｇ／㎡、乳製品が５ｇ／㎡未満、そして、牛肉は、０・４ｇ／㎡で、牛肉は面積当たりの生産効率が最も悪い方法と試算されました。

大量の牧草や穀物を消費する牛を育てるには、広大な農地や牧草地が必要で、鶏や豚に必要な面積の約4倍とされています（＊16）。

こうした土地は、砂漠化や環境汚染、温暖化の原因になることもお伝えしました。

放牧に関する試行錯誤「管理放牧」「林間放牧」

一方で、草食動物がいなければいないで、その土地は荒廃します。

草食の野生動物が草原を破壊するなど、聞いたことがないですよね。彼らは、生態系の一部としてその土地の草を適度に食み、蹄《ひづめ》で適度に耕し、屎尿《しにょう》を通して養分を与えて、土を豊かにし、生態系のバランスを保っています。決して、その土地の草を食べ尽くすことはなく、その前にエサ場を移動して、植物を回復させます。この一連のプロセスで、土壌は豊かになり、炭素を蓄積し、生物多様性は高まっているのです。

一方で、家畜である草食動物の問題は、**一定の場所に過剰に放牧する**「**過放牧**」によって起こっています。土を覆う植物がまばらになり、土の炭素が保てなくなり、温室効果ガス排出の原因になります。土壌の微生物の多様性も減少し、牧草地の多様性を低下させ、風化し、最終的には砂漠化してしまうのです。

しかし、野生動物を真似て家畜を移動させ、牧草地を回復させる期間をとる「**管理放牧**」を行えば、その土地はむしろ豊かになる可能性があります。

森の中に家畜を共生させる、「**林間放牧**」という手もあります。

森林、下草と家畜が共生し、森林を養うと同時に、家畜を養います。牧草地や家畜のエサを通した環境負荷も減るなど様々な効果を総合して、『ドローダウン』においては、二酸化炭素削減効果９位と、全分野の中でもベスト10に位置しています。

この方法であれば、土壌に温暖化の原因となる炭素を閉じ込めることができる上、牛や羊などの反芻《はんすう》動物の消化が良くなり、メタンガス排出も減少するとされています。もちろん、人にとっても健康的な肉を食べることができます。

この方法は、牧草地が少なく、約７割が中山間地である日本に向いている可能性があるとされます。さらに、山と畑の間の耕作放棄地を放牧地にすることで、畑の獣害被害を防ぎながら放牧する方法などもあり、全国の自治体でチャレンジが行われています。

農耕民族日本人は、野生肉を食べてきた

家畜よりもベターな方法としては、**その土地の野生の肉を食べること**です。

野生の猪や鹿肉、キジなどのジビエは、低脂肪で高タンパク、ミネラルも豊富です。狩猟採集時代以降も、日本では伝統的に、家畜の肉を食べる代わりに、山の野生動物の肉を食べてきました。仏教伝来によって「殺生禁止」となったものの、庶民の間では、継続的に野生肉を食べていたとされています。

私たちの祖先は、縄文はもちろん、農耕時代にもベジタリアンではありませんでした。家畜は逆に農耕のパートナーで、食べる代わりに使役に使われてきました。つまり、最近でこそ、野生肉は珍しい存在になっているものの、**野生肉は日本の農耕と共にあった**といえます。

私の祖父は大変な偏屈ものでしたが、狩猟免許を持っていたため、私が小さい頃、時に祖父が山で獲ってきた土鳩などの野生肉を食べていました。しかし、田舎を離れると食べる機会がめっきりなくなりました。

日本の店頭では野生肉を見かけませんが、最近、アメリカでは、グラスフェッドビーフと並び、野生のバイソン肉や野生肉ジャーキーをスーパーマーケットで見かけるようになりました。日本でも、インターネットでは簡単に購入ができます。

最近では、鹿の解体に興味を持つ人たちも増えてきて、私の周りにも、猟師に弟子入りしたという女性が何人かいます。私自身も、「食とアニミズム」が主催する、鹿を解体して丸ごと食べるというイベントに参加しました。

今、スーパーに並んでいる肉の切り身を見ても、生命を食べているという感覚が湧き起こることはありません。しかし、雑食動物である人は、常に、動物の死によって自らの生を保っているのです。この生命の網の認識が、食を通して生命への敬意と感謝を持って「いただきます」につながっていると思うのです。

自然への敬意を失う行動は、必ず歪みを生みます。

アフリカ大陸では、森林に暮らす野生動物の肉（ブッシュミート）がビジネスになり、乱獲と新興感染症発生の原因になっています。アフリカ大陸全体で、５００種を超える動物が狩猟対象になっています。都会で高値販売する目的で、貧しい狩猟民が、自給自足を超える量の野生動物を乱獲した結果、野生動物の血に含まれる未知なるウイルスと人とが接触し、エボラ出血熱が発生した過去があります。

エコリテラシーを持って、人の営みによって生態系のバランスをとっていくことが持続可能な方法です。

魚介類でも、健康とサスティナビリティは大きなテーマ

魚について見ていきましょう。**健康面では、養殖より天然です。**

家畜と同じ理由で、本来のエサであるプランクトンや藻類を食べた魚には、オメガ3系脂肪酸（EPA、DHA）が豊富ですが、穀物や油かすを与えられると、脂肪酸が炎症系に変化します。

また、水銀など重金属の汚染を避けるには、食物連鎖によって濃縮する大型のマグロやメカジキより、**小型の魚の方が勧められます。**

福島第一原子力発電所事故の汚染水流出や中国からの汚染水の拡散も加わり、島国日本の海洋環境はかなり悪化しているのが現状です。

環境への負担を配慮すると、食べられる魚はさらに限られてきます。利益優先の乱獲、気候変動や海洋汚染の問題から、枯渇している種が増えているからです。

水産庁が毎年発表している「我が国周辺水域の水産資源に関する評価結果」（令和元年度）によると、評価を行った77系群のうち、44％が枯渇しています。水域によりますが、マアジ、カタクチイワシ、ホッケ、ウマヅラハギ、トラフグなどが含まれます。

豊富なものは、23％に過ぎず、マダラ、瀬戸内のマダイ、東シナ系のサワラなど、一部に限られます。

サスティナビリティは、母なる海を舞台にした漁業においても大きなテーマであり、これを受けてＷＷＦ（世界自然保護基金）では、**海のエコラベル**（**ＭＳＣ**）と、**責任ある養殖ラベル**（**ＡＳＣ**）認証制度の普及を行っています。

日本でもイオングループでは、全国でＷＷＦの認証付きのシーフードの取り扱いを拡大していますし、パナソニック株式会社では、２０１８年より、社員食堂において、この認証のとれたサステナブル・シーフードの提供をスタートし、２０２１年3月時点で国内社員食堂の約半数の51拠点で導入されています。

未来のタンパク質、フェイクミート

未来のタンパク源にも注目したいと思います。

第４章でも少し触れたフェイクミートですが、この市場の開拓者であるビヨンドミート社の創業者イーサン・ブラウン氏は、エコの観点から、完全なベジタリアン食を貫くエンバイロンメンタル・ヴィーガンの一人です。

ビヨンドミート社は、植物由来の人工肉を製造・開発しており、「肉を食べたい！」という欲求を持ちながら、環境面への配慮から肉をやめた人たちのニーズに応えています。

同社がミシガン大学と共同研究したところによると、一般的なバーガーを作るのと比較して、ビヨンドバーガーを作る場合には、生産過程で発生する温室効果ガスを90％も削減する上に、生産するのに使われる土地は、93％も狭い面積で済むとのことです（＊17）。

消費者の意識の高まりから、この分野は大きな成長が見込まれており、過去に大規模畜産による環境負荷に大きく加担してきた、アメリカのタイソン・フーズなどの大手食肉加工企業も軒並み参入を狙うという、良い潮流が生まれています。

世界的な流れを受けて、日本でも、各大手ハムメーカーが代替肉製品の販売に乗り出しています。国内のフェイクミートスタートアップ、ネクストミーツ株式会社が販売する焼肉用の「ＮＥＸＴカルビ1.1」と「ＮＥＸＴハラミ1.1」は、２０２１年４月から１都９県のイトーヨーカドー１０２店舗での販売がスタートしています。１００％無添加であるところも嬉しいところです。

同社では、株式会社ユーグレナとコラボして、豊富な栄養素を含み代替プロテインとしても注目のユーグレナと食感面の改善も期待されるクロレラエキスを配合した「ＮＥＸＴユーグレナ焼肉ＥＸ」（健康ドリンクのような名前ですね）もオンライン販売しています。

救世主としての藻類のタンパク質――ユーグレナ、クロレラ、スピルリナなど

微生物の一種である微細藻類は、昆虫食よりも、より受け入れやすいホールフードとして注目されています。

ユーグレナ（ミドリムシ）、クロレラ、スピルリナなど、人間よりはるか昔に地球に誕生した原始的な微生物で、生物の食物連鎖の出発点であり、酸素を生み出すことで、地球に酸素が必要な生命が生きられる環境を提供しています。

この分野で日本をリードする、株式会社ユーグレナは、バングラデシュの貧困問題解決のための食料として、ユーグレナを食用化して創業し、「Sustainability First（サステナビリティ・ファースト）」を軸とした、人の健康、社会の健康、そして地球環境の健康のために、微細藻類を生かす事業を展開しています。

藻類の農地面積で得られるタンパク質量は、最も効率が良いとされる大豆の約40倍に当たる、２３７０ｇ／㎡と桁違いです（株式会社ユーグレナ調べ）。

微細藻類は、総じて、人の栄養素になるビタミンやミネラル、アミノ酸、不飽和脂肪酸な

ど数十種類の栄養素をバランス良く含みます。

さらに、豊富な多糖類は、プレバイオティクスとして働くだけでなく、体内の汚染物質の排泄を助ける働きもあります。

特に、植物性の藻類でありながら、動き回ることができるユーグレナは、動物性の要素も兼ね備えているため、人に必須のアミノ酸を、動物性タンパク質並みにバランス良く含むのが特徴です。


クロレラもまた、戦後食糧難の日本に、タンパク質補給目的でアメリカによって導入された、高タンパクなマルチ栄養食品で、植物でありながら60％ものアミノ酸を含みます。

私は元々、健康に害を与える重金属やダイオキシン、カビ毒を便に排泄させる目的で、多糖類やクロロフィルを含む八重山クロレラに注目していました。この時代には、栄養素を摂るだけでなく、汚染物質を排泄することも健康管理に欠かせません。

さらに、藻類は、牛のゲップやおならから出るメタンガスを、大幅に、かつ継続的に削減することも分かっています。カリフォルニア大学デービス校の研究で、１日約80ｇの海藻入りの飼料を食べた牛は、通常の飼料を与えた牛と同様の体重増加ながら、メタンガスの排出量が82％も少なくなったとのことです（＊18）。

食肉の持続可能性においても、今後の藻類の活躍に期待が集まっています。

さらにユーグレナによる、バイオ燃料やバイオマスプラスチックなどの開発も進んでおり、今後の食糧難や環境汚染、温暖化の解決策として、この小さな微生物が救世主になりうるのではないかと期待しています。

昆虫食新時代――ガストロノミー続々と

現代日本人にとって昆虫はゲテモノ感がありますが、昆虫は、人類誕生の頃から現在に至るまで、貴重なタンパク源で、現在でも２０００種類の昆虫が、世界中で20億人の胃袋を満たしています。バッタの仲間であるイナゴやコオロギ、蜂《はち》、セミやタガメなどカメムシの仲間、蝶《ちょう》、蟻《あり》、さらには、アジアやオセアニアでは、ゴキブリの仲間まで！（＊19）
２０２５年には世界の昆虫食市場は１０００億円に到達するとの見込みです（＊20）。
動物タンパク質ベースで比較すると、昆虫の効率の良さは一目瞭然で、環境問題への解決策としても、また、動物以上に高タンパクで、ミネラル類、さらにベジタリアンに不足しがちなビタミンB12が多いことからも、注目されています。

じつは、戦前までは、日本でも昆虫食は食文化の一環でしたが、農畜産業による安定的なタンパク源の供給によって、戦後に急速に衰退したのです。かつては特に、海のない内陸県では貴重なタンパク源でした。

しかし、今や昆虫食は、ゲテモノではなく、もはやガストロノミーにまで高まっています。

コロナ禍に東京都中央区日本橋にオープンした「ANTCICADA（アントシカダ）」は、昆虫食の魅力に取り憑《つ》かれたチームによって、日曜日はこおろぎラーメン、金曜日・土曜日は、地球を味わう昆虫のコース料理のみを提供するガストロノミーです。

コオロギの出汁は、昆布のようにうま味たっぷり。昆虫の仕入れ先にもこだわっており、徳島大学発のコオロギフードテックベンチャー、株式会社グリラスなどとの提携で、高品質な昆虫原料を仕入れています。

リアルな昆虫に出会いたければ、都内に2店舗を展開する鳥獣虫居酒屋「米とサーカス」へ。あらゆる虫が姿のまま料理にとまっています。巨大なタガメは、自らハサミで解体してくださいませ。ジビエ肉メニューもありますので、昆虫が苦手なご友人ともご一緒にどうぞ。

私は、リアルな姿を食すほどの勇気はなく、粉末状のコオロギ煎餅や粉末状の蚕《かいこ》を練り

資料11　食材別環境負荷／成分

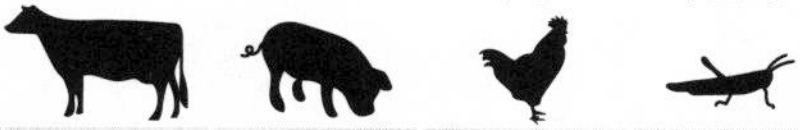

		牛	豚	鶏	昆虫
環境負荷	排出温室効果ガス(体重1kg当たり)	2,850g	1,130g	300g	2g
環境負荷	必要なエサの量(体重1kg当たり)	10kg	5kg	2.5kg	1.7kg
環境負荷	必要な水の量(タンパク質1g当たり)	112ℓ	57ℓ	34ℓ	18ℓ
環境負荷	必要な土地の広さ(タンパク質1kg当たり)	254㎡	63㎡	51㎡	23㎡
成分　成分比較(100g当たり)	タンパク質	19.4g	17g	19.5g	69g
成分　成分比較(100g当たり)	鉄分	2mg	0.9mg	0.9mg	9.5mg
成分　成分比較(100g当たり)	カルシウム	12mg	6.7mg	14mg	75.7mg

(参照)環境負荷:Food and Agriculture Organization of the United Nations
成分比較:EatGrub社のドライクリケットを元に算出(EatGrub社調べ)

込んだバーガーなどを食べたことがある程度です。想像力を消し去れば、姿がない限りは、美味しく食べられます。
が、なるべく別の選択肢で解決したいものだというのが個人的な意見です。

タンパク源について、注意しておきたいことをまとめておきます。

- 健康面では、抗生物質・ホルモン剤不使用、グラスフェッドの肉を。
- 放牧や平飼いの元気な家畜を。
- 環境負荷の点では、牛肉より豚肉、豚肉より鶏肉・卵、動物性より豆類。
- 野生肉は、伝統とルールに則り、敬意を払う。
- 魚は、養殖より天然。ただし、枯渇していないものを。
- 環境面では、リアルな肉よりフェイクミート。
- あらゆる面で、微細藻類はサスティナブルなホールフード。
- 昆虫食にもチャレンジを。

(5) あなたの腸内の土壌環境を知る

連日連食のファストフードが、腸内細菌1400種を殺す

人と自然、両方の健康のために、明確に控えたい食品も知っておきたいと思います。

腸内の多様性を低下させる即効性のある方法があります。栄養バランスが偏った加工食品やファストフードの偏食をすることです。

英国キングス・カレッジ・ロンドンの遺伝疫学教授・ティム・スペクター氏の有名な実験があります（＊21）。

大学生であった23歳の息子・トムを実験台に、10日間にわたり某有名ファストフードチェーンのセット（ハンバーガー、チキンナゲット、フライドポテト、コーラ、夜はビール）を連日、三食、食べさせたところ、腸内細菌の多様性は40%も減少し、1400種類の腸内細

菌が失われたとのことです。

トムさんは実験の途中から、疲労、倦怠感、無気力、不眠にも悩まされたそうです。

この非人道的な実験は、家族だからできることであり、大規模な研究はとても行えそうにありませんが、かなりのインパクトです。

ファストフードには行かない場合でも、パックに入ったパンや、インスタント麺、またひどい場合、お菓子だけで済ませてしまうような食事は、同じような問題を引き起こします。


ここまでにも何度も述べてきましたが、**食品は、その精製度が上がるごとに、含まれている多様な栄養素や有機化合物、土壌菌などの多様性や活性をすっかり失ってしまいます。全体性を失い、多様性を欠いた食品は、腸の土壌の劣化につながります。**

大規模な大量生産型の農作物や畜産物を原料にした、工業製品のような食品は、環境負荷も大きく、自然の恵みである食品とは大きく異なると考えるべきです。

すぐに変えることは難しくても、知るだけでも第一歩
日本の食品にまつわる社会の現状は、諸外国と比較してもかなりひどい状況です。

「健康」を謳った製品であっても、原材料を見ると、明らかに身体にも環境にも悪いものが、あれこれ使われていることもよくあります。

ベストな選択をしようとすれば、買えるもの、食べられるものがほとんど見当たらない！という状況にもなりがちです。原材料にこだわり、環境にも配慮された製品は、概して高価格になりがちです。

最近では大手メーカーも、世界全体の潮流を踏まえて、環境や健康を意識した商品作りに乗り出し始めています。大手が取り組むことで商品のコストが下がるため、とても重要な動きです。

また、流通コストを抑えた産直野菜の宅配サービスなどもありますし、直売所やファーマーズマーケットなどでは、比較的安く良い野菜が手に入るようになり、以前より状況は改善してきました。

それぞれのライフスタイルや状況に応じて、できそうな範囲で少しずつ、**ベターな選択を積み重ねていくこと**が現実的ではないかと思います。

いずれも難しい！　と思われる場合でも、**知るだけでも偉大な一歩**です。無自覚で無関心な加害者兼被害者になってしまうことを避けられますから。

腸内の土壌環境を知る――定着している腸内細菌の種類は人それぞれ

シンバイオティクスな食事は、あらゆる人に当てはまる土壌改良のための食事方法です。

一方で、人の腸内環境は、万人で異なり、それに応じた食事のバリエーションがあります。

自分に定着している腸内細菌の種類は、おおむね保育園くらいまでに決定しますので、両親や近親者のフローラの状態や、幼少期のライフスタイルが大いに影響します。

第3章で述べましたが、帝王切開より経腟分娩、粉ミルクより母乳栄養の方が腸内フローラの状態は良くなります。

また、抗生物質をどれほど投与されたか、どんな食生活をしてきたか、環境の微生物とどれだけ触れ合ったか、ペットを飼っているか否か、なども影響します。

それ以降は、どんなに生きた有用菌を取り込もうとも、免疫が排除してしまうため、長く腸内にとどまることはできません。また、食生活によって、腸内細菌のバランスが変わったり、偏りが大きくなったり、抗生物質の投与により死滅したりします。

こうした要素が、個々人の腸内細菌の個性になっています。

生活様式や環境の細菌が全く違う人種では、腸内細菌はさらに大きく異なります。

たとえば、第1章でも少し触れましたが、パプアニューギニアの高地に住まう部族の人たちは、イモ類ばかり食べているのに、惚れ惚れするほどに筋骨隆々です。彼らは、エネルギーの80％をイモで摂取して、肉や魚などの動物性タンパク質をほとんど食べない、低タンパク・低エネルギー・高食物繊維食です。

栄養学的には、バランスが悪く栄養失調になってもおかしくない彼らが、体型を維持して健康に生きられる秘密が、腸内細菌と考えられています。彼らの腸内には、牧草だけ食んでいても立派な巨体を維持する牛と同じく、草からアミノ酸を作る細菌や、さらに、空気中の窒素を栄養に変換する細菌がいることが分かっています。植物が育つ上でも欠かせない土壌の窒素固定菌と同じ働きをするものです。

日本人の腸内にも同じ種類の細菌がいますが、この機能は持ち合わせておらず、食生活の違いに応じて、細菌が最適化したものと考えられています。

同じ食事を摂っているはずなのに、太る人・太らない人。栄養が不足する人・しない人。この違いは、腸内細菌の種類とバランス、そして機能性の違いです。

人に必要な栄養を生み出す菌もいれば、栄養を奪う菌もいます。自分に必要な栄養がまかなえるかどうかは、腸内細菌次第ということです。

自分の腸内の土壌を調べる――腸内フローラ検査

個々に違う自分だけの腸の土壌環境を調べるのが、腸内フローラ検査です。各社サービスがありますが、まだ過渡期であることが前提です。腸内細菌の世界は、人の社会と同じですから、Aという人と、Bという人がいるという事実が分かっても、彼らの相性や、彼らを取り巻く環境全体がどんな状況なのかが分からなければ、本当の意味での機能性は分かりません。

一般的な腸内フローラ検査は、便の中にどんな種類の菌がいるかということだけが分かります。死んでいる菌も検出されますが、真菌（カビ）は分からないので、カンジダ菌が増えていても分かりません。

こうした前提がありながら、バランスを見たり推測したりするのが現状です。臨床応用する場合は、これに、代謝物の検出（腸内細菌の実際の活動を見ることができる）が可能な、アメリカのグレートプレインズラボラトリーが提供する「有機酸検査」を加えて判断し、治療に応用しています。

この有機酸検査では、腸内細菌が分泌する有機酸や毒素を合わせてみることで、AやBが実際にどんな働きをしているのかまで検討することができます。また、体内のミトコンドリアや神経伝達物質の影響なども見ることで、人と腸内細菌の関係性を知ることができます。

実際に症状がある場合は、こちらも併用できる医療機関での検査をお勧めします。

多くの医療機関や人間ドックでは、第3章でもご紹介した株式会社サイキンソーの腸内フローラ検査「Mykinso Gut V3」が採用されています。

4つの指標（多様性、短鎖脂肪酸、腸管免疫、口腔常在菌）から、腸内環境の良し悪しを総合的に判定し、A～Eの5段階で評価します。E判定は、腸内細菌叢のバランスの崩壊状態。D判定は、その予備軍です。

ビフィズス菌や乳酸菌、酪酸菌などの有用菌の割合や、腸内にはあまりいてほしくない口腔内細菌の割合、また、長寿菌、痩せ菌、若返り菌（エクオール産生菌）など、健康維持やダイエットや美容に関する細菌も分かります。

また、生活習慣の問診や本人のお悩み事項と、解析された菌の種類を比較して、具体的な生活習慣の改善方法も具体的に示されます。

さらに、アレルギーや肌質、便秘などの症状がある場合や、これと関連した細菌がある場合は、具体的な改善方法も示されます。

気軽にインターネット経由で受けてみたいなら、医療機関での受診を必要としない「Mykinso Gut Online V2」の検査キットを取り寄せてみると良いでしょう（検査結果の内容は、「Mykinso Gut V3」と異なります）。

実際に症状にお悩みの場合は、腸内フローラ移植臨床研究会が独自に提供する腸内フローラ検査がお勧めです。研究会に属する医療機関経由での提供で、少々お値段はするものの、自分自身のストレス耐性や性格傾向も踏まえて、AとBの関係性までしっかりと読み解いた上で、「ドンピシャ」の的確な解析結果と、自分にぴったりの具体的な改善策を、カスタマイズで提案してもらえるでしょう。

私自身、思考がグルグル回り続け、解決するまで眠れない難治な不眠ですが、腸内フローラ検査の所見で、見事にそれを言い当てられたことは、前述したとおりです。

(6) 食べ物を大切にする、土に還る

日本国内の膨大なフードロス――日本人こそ取り戻したい「もったいない精神」

日本人が食を通して環境問題に貢献できるとしたら、今日から「もったいない精神」を取り戻すことです。難しいことを考えなくても今日からできる「フードロス（食品ロス）」への取り組みです。『ドローダウン』においても、総合ランキング３位に入る有効な方法です。

日本で発生するフードロスは、年間６００万トン（平成三十年度推計値、農林水産省）。１日10トントラック約１６４０台分もの食糧となり、お茶碗１杯にたとえると、全国民が１日１杯ずつのご飯を捨てているのと同じ計算になるそうです。

世界食糧計画による世界全体の食糧援助量は、この半分で済むとのこと。世界のどこかで食糧が余り、ゴミとして捨てられている一方で、別の地域では食べられずにあえぐ人たちがいるという不均衡が生じています。

第4章でも述べたとおり、日本の消費者は、特に見た目の美しさや色、形にこだわるために、標準と比べて大きすぎる・小さすぎる・曲がっているなどの、いわゆる規格外のものや、栽培の過程で傷ができたもの、色づきが良くないものなどは、市場に出回ることなく廃棄されることが少なくありません。農業の生産現場で発生するフードロスは、年間150～200万トンと、大きな割合を占めています。

加工食品の製造過程で発生した印字ミスや包装の破損も、店頭に並べられないために、産業廃棄物になります。これもすでに触れたことですが、賞味期限、消費期限切れの食品が廃棄されることはもちろん、コンビニ、スーパーマーケット、デパートなどの小売店で並ぶ食品には、その期限の手前に「販売期限」があります。販売期限がきた食品は、返品されるならまだしも、まだ食べられるにもかかわらず廃棄されてしまう場合があります。

家庭では、買いすぎて腐らせたり、食べ残したり、食べられるはずの部分を過剰に取り除いて廃棄することで、全体の半分程度のフードロスが発生しています。

飲食店では注文しすぎず、家庭では買い込みすぎないを意識し、廃棄をなくすだけでも、フードロスへの取り組みになります。

フードロス削減への取り組みやサービス――コロナ禍で加速

社会的な取り組みも行われています。

「**フードバンク**」は、食品廃棄物の問題や、格差社会に生まれる先進国の飢餓問題の解決策として、アメリカから生まれたシステムです。全米では２００以上の団体が生まれています。スーパーマーケットやレストランやホテルなどを大きな冷蔵車がまわり、フードバンクに食料を集めます。そして食料を必要としている施設や団体、困窮世帯に無償で提供する仕組みです。多くのスーパーマーケットがフードバンクに加盟して、社会全体で取り組んでいます。

日本でも農林水産省や環境省が推進し、いくつかのＮＰＯ法人などがフードバンクに取り組んでいます。

また、農家と消費者を直接つなぐサービスは、コロナ禍の影響で加速しました。

サンフランシスコ市に本社を持ち、２０１５年創業の Imperfect Foods は、不揃いなため大規模な流通に乗らない農産物や余剰在庫品、賞味期限が近い食品に特化した、サブスクリプション型の生鮮食品のネットスーパーです。

取引のある農家は、80％が家族経営の小規模な農家で、一般流通させるために必要な包装容器などの生産コストや、流通に乗せられないロス食品の費用などの負担が軽減されます。扱う農産物の45%はオーガニックで、良質と安価が両立した食品が消費者に人気です。コロナ禍の影響で業績を伸ばし、２０２０年5月には７２００万ドルの追加資金調達も行い、加速度的に成長しています。

マイナス要因とされるものをプラスに変える「アップサイクル」

日本においても、農産物を農家から自宅へ直送するフードサービス「ポケットマルシェ」では、コロナ禍によって余剰になった農産物を「#新型コロナで困ってます」というハッシュタグと共に販売して、自粛期間の消費者と農家を助けました。

また、「única（ウニカ）」は、品質に問題がないものの、店頭には並べられずに破棄されていた、不揃い、規格外、傷ありの農産物を、「ユニーク」という表現で価値を高めて販売しています。

「形が良ければ」「見た目が良ければ」という消費者の意識を変えるきっかけにもつながります。

ファーマーズマーケットや直売所では、農家の顔が見え、こだわりを直接聞くことができ、選択に役立ちます。

甚大なロスと環境負荷を生んできた大規模流通から、ローカルでスモール、かつサスティナブルな流通へのシフトは、今後ますます加速するでしょう。

市場に並べられない農産物や、加工の過程で使わない皮やヘタの部分は、一般的にはゴミとされて、無価値どころか、地球の環境に負担をかけるマイナス要因になるものです。

このマイナスをプラスの価値に変え、役立つプロダクトに変えることを「**アップサイクル**」といいます。

市場に並べられない農産物を、廃棄する代わりに、ジャムやジュースなどの加工食品にしたり、捨ててしまう皮やヘタなどを原材料に、健康に役立つ機能性成分や衣服、生分解性プラスチック、燃料などに応用して、アップサイクルを事業化する企業も増えています。こうしたプロダクトを購入することでも、消費を通じてロスの削減に貢献することにつながります。

難しく考えず、できるところから実践する。その小さな一歩一歩で、確実に未来は変わります。

土と共に生きる「身土不二」

「土から離れては生きられないのよ」

『天空の城ラピュタ』の主人公シータのセリフです。

「土に根をおろし、風とともに生きよう。種とともに冬を越え、鳥とともに春を歌おう」という古《いにしえ》から伝わる教えを忘れ、偏狭なテクノロジーを盲信したために、文明が滅びたことが伝えられています。

今、人は、土から離れ、コンクリートの箱の中に暮らしています。環境や手肌の微生物を汚らわしいものとして排除することに必死です。

コロナ禍にひと気のない高層ビル群を歩いていると、これらの建物が数十年後にラピュタの城のように荒廃し、生命力のある植物に覆われながら朽ちていく姿が目に浮かびます。土に触れる生活から、私たちはどれほど遠ざかっているでしょうか。泥んこ遊びの楽しさをどれほどの子どもたちが知っているでしょうか。

今こそ、人は、テクノロジーを破壊ではなく調和のために使いながら、土に触れ、土と共に生きる時です。

「土に触れると元気になる」という感覚は、多くの人に経験があると思います。

コロラド大学の研究で、抗ストレス作用をもたらす土壌菌が発見され、話題になっています。マイクロバクテリウム・バッカエという土壌菌には、人をストレスから守り、免疫を調整し、炎症を抑える作用があると報告されています（＊22）。

それだけではなく、納豆菌と同じグループである枯草菌（バチルス属）や、乳酸菌、酵母など、自然の土1gには、数十億個もの土壌菌が暮らしています。

土壌菌（SBO）の研究も進められ、消化器症状（＊23）や呼吸器症状の改善、アレルギーの改善（＊24）など、様々な作用がある菌種も確認されています。

そうした個々の機能性もさることながら、土壌菌は総合力でプラネタリーヘルスに欠かせない存在です。

仏教には、「**身土不二**」＝「**身と土、二つにあらず**」という用語があります。身と、身が拠り所にしている環境とは、一体であるという意味です。生態系について考えると、その媒介となるのは、食べ物です。「身土不二」は、地元の旬の食品や伝統食を食べようという食運動のスローガンとしても使用されています。まさに、お話ししてきたとおり、

最も簡単にその地域の土とつながることができるのは、食によってです。

季節の旬の農産物や海産物を地産地消することとは、その土地の気候風土に合った食品によって、身体を環境に最適化させることにつながります。また、輸送や季節外のハウス栽培に伴うコストを減らすことができます。大規模な工業的農業由来の輸入食品への依存を回避し、他国の土地や人から搾取することを避けられます。地元の小規模な農家を応援しながら、信頼と安心の上で食料を調達できます。ローカルな経済を循環させることができます。

さらに、土に触れる方法として、家庭菜園や市民農園を始める。週末に森林浴やキャンプに出かける。ヘルス・ツーリズモやアグロ・ツーリズモに出かける。など、都会に住みながらもできることがあります。在宅ワークでオフィスに縛られないのであれば、新たな贅沢として注目されている、田畑付きの田舎暮らしを真剣に検討しても良いですね。海派ならば、生命のスープである海水につかり、海洋の微生物と触れ合うのも最高です。

「アンチ」ではなく「シン」＝共に。

戦いの歴史であった人類史上、初めて、**シン時代を共創するチャンスは、今しかありません。**

（＊１）Environ Health Perspect. 2018 Jul 12;126(7):072001.
（＊２）Healthy Diets From Sustainable Food Systems Food Planet Health (The EAT-Lancet Commission).
（＊３）Cell Metab. 2015 Oct 6;22(4):658-68.
（＊４）Science. 2018 Jun 1;360(6392):987-92.
（＊５）J Dev Behav Pediatr. 2006 Apr;27(2 Suppl):S162-71.
（＊６）Glyphosate Pesticide in Beer and Wine (CALPIRG Education Fund)2019.
（＊７）「輸入ワインのグリホサート残留状況調査 2018 1st」農民連食品分析センター。
（＊８）『山梨県衛生環境研究所年報』２０１０年、第54号、56～59頁。
（＊９）Sci Rep. 2016 Aug 10;6:31208.
（＊10）DNA Research. 2016 Apr;23(2):125-33.
（＊11）J Nutr Food Sci. 2018 May10; 8(1).
（＊12）Intern Med. 2006;45(3):135-40.
（＊13）UNFCCC Greenhouse Gas Inventory Data 2015.
（＊14）「水田メタン発生抑制のための新たな水管理技術マニュアル」農業環境技術研究所。

（＊15）「放牧をめぐる情勢報告」農林水産省、２０１９年10月。
（＊16）Global Food Security. Dec 2017;15,.22-32.
（＊17）TIME. 2019 Jun 6.
（＊18）PLOS ONE. 2021 Mar 17;16(3):e0247820.
（＊19）「昆虫と食文化」『山口県立大学学術情報 第２号』２００９年３月。
（＊20）MDB Digital Search. 2020 Dec.
（＊21）The Telegraph. 2015 May 14.
（＊22）Psychopharmacology. 2019 May;236(5):1653-70.
（＊23）Beneficial Microbes. 2018 Jun 15;9(4):563-72.
（＊24）Food and Chemical Toxicology. 2009 Jun;47(6):1231-8.

おわりに

目を開けば、分断された世界です。

しかし、本書で一貫してお伝えしてきましたように、表面的には複雑多様で分断された世界も、実際には全てが相互に作用するネットワークであり、裏には共通した土台があります。

多様な生物の全てが、「生命の網」としてネットワークを形成し、共通土台としての「土」を共有しています。

物理的に分断された人と人も、インターネットにより世界中が接続していますし、距離や時間に関係なく、心はつながっています。

くり返しますが、誰が分断を作り出したのかといえば、人の意識に他なりません。

近代以降、私たちは古典科学で証明ができなかった、「目には見えないものの、確かに存在するつながり」を軽視するようになり、表層の世界だけを偏重してきました。

世界を「上下」「左右」「表裏」「生死」「男女」「身心」のように二元論で捉え、その片方だけに価値があり、片方には価値がないと、切り捨てたり、支配しようとしてきました。

たしかに、この世界は、プラスとマイナスのように相対する2つの要素が結ばれてできています。しかし、その2つの要素は、どちらかが優れていて、どちらかが劣っているというものではありません。どちらもが必要で、どちらにも偏りすぎず、環境の変化に応じて柔軟にレスポンスし、バランスをとっている状態が、ホメオスターシス（恒常性）が保たれた健康的な状態です。


社会が混沌としている今、人工自我に感情を与え、人と寄り添う共感力と道徳心を持たせるという研究が、東京大学大学院工学系研究科道徳感情数理工学講座で進んでいます。

その研究を率いている光吉《みつよし》俊二《しゅんじ》特任准教授は、「二元論に分けて、半分を切り捨てる」という対立的な人の思考を「割り算」的と表現します。

「1÷2＝?」という問いに対して、私たちは「1／2」もしくは「0・5」と迷いなく答えるでしょう。

たしかに、「あるものを等分にして、そのうちの一つの断片を求める」という命令の割り算（等分除《とうぶんじょ》といいます）の場合、この答えは誤っているわけではありません。

しかし、たとえば、実際に「一つのりんご」を「半分」にカットしたとして、そのうちの半分の断片がマジックのように消えるということは、現実的にはあり得ません。切った断片は、「1／2」と「1／2」として両方が残り、総和は「1」という状態が保存されます。「割り算」的に、半分を消し去ることは、人の脳内でしか起こっていないのです。

光吉特任准教授は、こうした諸々の割り算的矛盾を突きつめ、「足し算（＋）・引き算（－）・かけ算（×）・割り算（÷）」という既存の四則演算では表現しきれなかった、ありのままの世界を表現可能な4つの新しい演算子「切り算（cut）・動算《どうざん》（Ω）・重算《かさねざん》（Ωf）・裏《うら》算《ざん》（inv/rev）」を生み出しました（＊1）（＊2）。

この数理により導かれる方程式は、アインシュタインやホーキング博士らが追い求めてきた、宇宙万物の理論「Theory of Everything（TOE）」だとも期待されています。

さらに、この数理を応用することによって、人工自我が、対立的な二元論を超える調和的な意識を持ち、表の世界の多様性と同時に、裏にある共通性を理解し、道徳的な心と共感力を持つ――そんな未来が遠からずやってくると予測されています（そのような共生社会に、人が仏心を持ったロボットに諭《さと》されるなんて、シュールで笑えませんね）。

私たちは、この数理をテクノロジーへの応用にとどまらず、人にもインストールすることで意識の次元を上げることが、この時代のあらゆる問題解決の鍵になると考えています。一人ひとりが健やかな心身を保ち、人生を豊かなものにするために。互いの個性を認め合い、許し合う大きな心の器を持つために。あらゆる専門分野の分断を統合し、顕在化した様々な社会問題を主体的に解決していくために。子どもたちが素直な感性をそのままに表現できる大きな社会の器を作るために（「ＵＺＷＡ」公式ウェブサイト https://uzwa.jp）。

この混沌とした社会をコスモロジーに変えられるのは、私たち一人ひとりです。

（＊1）「An Artificial Ego Architecture ～人工自我の基本設計」DHU JOURNAL Vol.07 2020.

（＊2）『東大教授が挑む ＡＩに「善悪の判断」を教える方法』鄭雄一著、扶桑社新書、２０１８年。

＊　　＊

本書執筆にあたり、多くの方とのご縁をいただき、取材協力、応援をいただきました。

（順不同）パタゴニア日本支社プロビジョンズ・近藤勝宏さん・大野由紀恵さん。ソニーコンピュータサイエンス研究所・舩橋真俊さん、河村祐二さん、南智之さん、太田耕作さん。ソニーグループ株式会社・阪井祐介さん、田村吉弘さん、小池龍正さん、吉田聖さん。株式会社SC鳥取（ガイナーレ鳥取）・塚野真樹社長、野口功さん。永伸商事株式会社・山本伸次社長、金山典生さん、山道勝昭さん。八重山殖産株式会社・志喜屋安正会長、浅井康史さん。株式会社ユーグレナ・新城正巳さん、武川一馬さん。サラヤ株式会社・廣岡竜也さん。株式会社サイキンソー・竹田綾さん、鈴木康太さん、前川紗有美さん。エディブル・スクールヤード・ジャパン・堀口博子さん。食とアニミズム・玉利康延さん、シイノキネットワーク守り人・小宮真一郎さん。ルークス芦屋クリニック・城谷昌彦先生。ポリヴェーガル理論伝道師・津田真人先生。

東京大学大学院工学系研究科道徳感情数理工学講座特任准教授・光吉俊二先生、東京大学

大学院医学系研究科・野口なつ美先生、ＵＺＷＡ共奏チーム・内海昭徳さん、小塚泰彦さん。そして、いつも支えてくれるパートナーの一平さんと、天国から応援してくれている亡き義父・敏昭さん。明るい笑顔で支えてくれる義母・千香美さん。賑やかな応援団・実家の父・秀吉さんと母・節子さん。

本書の出版を粘り強さと大きな器で実現してくださった出版プロデューサー・久本勢津子さんと光文社新書・草薙麻友子副編集長のチーム。難産だった３冊目、お世話になりました。多くの方々の支えにより、私の声が世の中に届けられることを心から感謝申し上げます。

２０２１年７月

桐村里紗

桐村里紗（きりむらりさ）

1980年岡山県生まれ。内科医、地域創生医（鳥取県日野郡江府町在住）。東京大学大学院工学系研究科バイオエンジニアリング専攻道徳感情数理工学社会連携講座共同研究員。ｔｅｎｒａｉ株式会社代表取締役医師。最新の分子整合栄養学やバイオロジカル医療・腸内フローラ研究などをもとにした予防医療、生活習慣病から終末期医療まで幅広く診療経験を積み、2018年ｔｅｎｒａｉ株式会社を起業。東京大学大学院にて量子ゲート数理「四則和算」、人工自我の社会応用研究を行いながら、食や農業、環境問題への洞察に基づき人と地球全体の健康を実現する「プラネタリーヘルス」の社会実装「鳥取江府モデル」構築に挑戦する。主な著書に『日本人はなぜ臭いと言われるのか――体臭と口臭の科学』（光文社新書）などがある。

腸《ちょう》と森《もり》の「土《つち》」を育《そだ》てる
微生物《びせいぶつ》が健康《けんこう》にする人《ひと》と環境《かんきょう》

2021年8月30日初版1刷発行
2024年10月5日　6刷発行

著　者 ―― 桐村里紗
発行者 ―― 三宅貴久
装　幀 ―― アラン・チャン
印刷所 ―― 萩原印刷
製本所 ―― ナショナル製本
発行所 ―― 株式会社光文社
東京都文京区音羽1-16-6(〒112-8011)
https://www.kobunsha.com/
電　話 ―― 編集部03(5395)8289　書籍販売部03(5395)8116
制作部03(5395)8125
メール ―― sinsyo@kobunsha.com

 ISBN 978-4-334-04556-2

1128
お笑い世代論
ドリフから霜降り明星まで
ラリー遠田
芸人の「第七世代」という言葉が一般にも広まるなか、それ以前の世代が誰なのか、どのような変遷を経て現在に至ったのかを改めて振り返る。「世代論」で読みとく戦後芸能史。
978-4-334-04535-7

1129
郵政腐敗 日本型組織の失敗学
藤田知也
郵便事業の創業から一五〇年を迎えた日本郵政グループ。従業員四〇万人を超える巨大組織の実態は、「腐敗の構造」と究極の「事なかれ主義」だ。朝日新聞のエース記者が徹底取材！
978-4-334-04536-4

1130
「倫理の問題」とは何か
メタ倫理学から考える
佐藤岳詩
それは良いことか、悪いことか。これは正義か、不正義か―。日常がゆらいだときに現れる倫理の問題に、私たちはどう向き合えばいいのか。世界の眺め方が変わるメタ倫理学入門書。
978-4-334-04538-8

1131
名画で読み解く
プロイセン王家 12の物語
中野京子
フリードリヒ大王とビスマルクという傑物を擁し、世界最強国の一角に食い込んだプロイセン。ヨーロッパの原型を作った王家の217年間の人間ドラマを名画とともに繙く。
978-4-334-04539-5

1132
幽霊消防団員
日本のアンタッチャブル
高橋祐貴
活動をしていないのに自治体から一定の公金を受け取る「幽霊消防団員」。全国に広がる不正の実態がこれまで放置されてきたのはなぜか？　若手新聞記者が日本のタブーを斬る！
978-4-334-04540-1

1133
「女性向け風俗」の現場
彼女たちは何を求めているのか？

柾木寛

昼の顔は営業マン、夜の顔はあらゆるお客様に分け隔てなく接するセラピスト。性だけの繋がりゆえに彼女たちが教えてくれた、この国のジェンダーとセックスの本音。

978-4-334-04541-8

1134
理系研究者の「実験メシ」
科学の力で解決！　食にまつわる疑問

松尾佑一

太陽光でもお米は炊ける？　なぜ超音波をかけるとお酒は美味しくなる？　食にまつわるふとした疑問。大学教員が自ら実験して確かめる！　食欲と知識欲を刺激する異色の食エッセイ。

978-4-334-04542-5

1135
在宅医療の真実

小豆畑丈夫

在宅医療は「より良く生きるため」の手段／初めてでもうまくいく在宅医療の受け方／家族の負担をなるべく軽く——在宅医療に関わる救急医が、込み入った全体像を丁寧に整理・解説。

978-4-334-04543-2

1136
新・人間関係のルール

辛酸なめ子

人生の問題の多くを占める人間関係。SNSの発達やパンデミックの発生によって、人間関係にも新しいルールが生まれつつある。「コミュ力不足」の著者による、クスッと笑える24話。

978-4-334-04544-9

1137
ジェンダーで見るヒットドラマ
韓国、アメリカ、欧州、日本

治部れんげ

「愛の不時着」はなぜヒットした？　「半沢直樹」がウケる日本はヤバイ⁉　ジェンダー視点でドラマを見れば世界のいまも見えてくる。業界随一のジャーナリストによる新ドラマ論。

978-4-334-04545-6

1138
夢中になる 東大世界史
15の良問に学ぶ世界の成り立ち
福村国春
約40年分の過去問から、選りすぐりの15問で振り返る国際社会の歩み——。暗記しただけでは解けない、歴史の本質を突く問題を紐解けば、覚えただけの歴史が教養に変わる！
978-4-334-04546-3

1139
ディズニーとチャップリン
エンタメビジネスを生んだ巨人
大野裕之
ディズニーは、キャラクターの創作とストーリーの大切さ、権利の保持や配給会社との条件交渉などをチャップリンから学んだ。——固い友情と離別、知られざる二人の師弟関係。
978-4-334-04547-0

1140
スポーツとしての相撲論
力士の体重はなぜ30キロ増えたのか
西尾克洋
「決まり手」「体格」「怪我」「指導」「学歴」「国際化」「人気低迷」。7つのキーワードから見えてくる、伝統と進化のはざまで揺れ動く大相撲の現在。幕内全力士の解説付き！
978-4-334-04548-7

1141
糖尿病の真実
なぜ患者は増え続けるのか
水野雅登
「インスリンは一生のお付き合い」「糖尿病は不治の病」は本当なのか。脱インスリン率100%の実績を持つ著者が、実際の治療例を紹介しつつ、現在の糖尿病治療の実情と問題点を解説。
978-4-334-04549-4

1142
「日本型格差社会」からの脱却
岩田規久男
戦後は日本しか経験していない長期デフレを原因とすることから、他国とは様子の異なる日本の格差。縮小するにはどうするべきか。日銀副総裁を務めた著者が具体的な政策を提言。
978-4-334-04550-0

1143
子育て罰
「親子に冷たい日本」を変えるには

末冨芳　桜井啓太

「子育て罰」とは、社会のあらゆる場面で、まるで子育てすること自体に罰を与えるかのような政治、制度、社会慣行、人びとの意識。「子育て罰大国・日本」を変える方策とは。

978-4-334-04551-7

1144
孤独は社会問題
孤独対策先進国イギリスの取り組み

多賀幹子

世界で初めて「孤独担当大臣」を設け、EU離脱後も混乱が続く国で、いま何が起きているのか。日本が学べることは何か。イギリス社会を見続けてきたジャーナリストが現地から報告。

978-4-334-04552-4

1145
ダイエットをしたら太ります。
最新医学データが示す不都合な真実

永田利彦

「ほぼ確実にリバウンド」「BMI18・5未満の死亡率は2倍」「小太りが一番長生き」――ダイエットは百害あって一利なし。摂食障害が専門の精神科医が「やせ礼賛」文化を斬る！

978-4-334-04553-1

1146
教養としてのロック名曲ベスト100

川﨑大助

現代人の基礎教養、ロック名曲100を、これまでにない切り口で紹介・解説。著者の主観・忖度抜き、科学的な手法で得られた驚愕のランキングの1位は？　サブスク時代に最適のガイド。

978-4-334-04554-8

1147
日本のバドミントンはなぜ強くなったのか？

藤井瑞希

近年、なぜ日本のバドミントンは国際大会で目覚ましい結果を残しているのか。ロンドン五輪女子ダブルス銀メダリストの著者が自身の軌跡を振り返りながらその強さの秘密を語る。

978-4-334-04555-5

1148
腸と森の「土」を育てる
微生物が健康にする人と環境
桐村里紗
人の不調と、環境の不調は「土」でつながっている――最も身近な自然環境＝「腸内環境」と心身の関係、日々の食事の選択の重要性と方法を「プラネタリーヘルス」の観点から説く。
978-4-334-04556-2

1149
世間体国家・日本
その構造と呪縛
犬飼裕一
この国を支配する「空気の構造」とは？ そして、他人の目が気になるのはなぜ？ 家庭で、学校で、社会で、人の心の中で、世間体はどう作用しているのか。歴史社会学者が多角的に考察。
978-4-334-04557-9

1150
「孤独」という生き方
「ありのままの自分」でいることのできる、自分だけの居場所を求めて
織田淳太郎
自らの体験に加え、孤独な生き方を実践する人たちへの豊富な取材を基に、人間の根源的な欲求を突き詰め、真に「生きる」とはどういうことかを考察する実用的ノンフィクション。
978-4-334-04558-6

1151
ニュースの未来
石戸諭
テレビ、新聞、出版…ニュースを巡る環境が悪化するなか、本当にこれらのメディアに未来はないのか。気鋭のノンフィクションライターが、ニュースの本質とその未来に迫る。
978-4-334-04559-3

1152
「ボヘミアン・ラプソディ」の謎を解く
〝カミングアウト・ソング〟説の真相
菅原裕子
同名映画も大ヒットした「過去1000年で最も重要な曲」にフレディ・マーキュリーが込めたメッセージとは。膨大な資料をもとに、近年ささやかれている、ある「仮説」を検証。
978-4-334-04537-1